RÉPUBLIQUE FRANÇAISE

—

Département de la Seine-Inférieure

ASSISTANCE MÉDICALE

GRATUITE

ROUEN

Imprimerie Cagniard, Léon GY, neveu et successeur

rues Jeanne-Darc, 88, et des Basnage, 5

—

1894

LOI

DU 15 JUILLET 1893 SUR L'ASSISTANCE MÉDICALE GRATUITE (1).

TITRE Ier.

ORGANISATION DE L'ASSISTANCE MÉDICALE.

ARTICLE PREMIER. — Tout Français malade, privé de ressources, reçoit gratuitement de la commune, du département ou de l'État, suivant son domicile de secours, l'assistance médicale à domicile ou, s'il y a impossibilité de le soigner utilement à domicile, dans un établissement hospitalier.

Les femmes en couches sont assimilées à des malades.

Les étrangers malades, privés de ressources, seront assimilés aux Français toutes les fois que le Gouvernement aura passé un traité d'assistance réciproque avec leur nation d'origine (p. 35).

ART. 2. — La commune, le département ou l'État peuvent toujours exercer leur recours, s'il y a lieu, soit l'un contre l'autre, soit contre toutes personnes, sociétés ou corporations tenues à l'assistance médicale envers le malade, notamment contre les membres de la famille de

(1) La page indiquée à la fin de chaque article est celle de la présente circulaire où se trouve l'article suivi de son commentaire.

4

l'assisté désignés par les articles 205, 206, 207 et 212 du Code civil (p. 38).

ART. 3. — Toute commune est rattachée pour le traitement de ses malades à un ou plusieurs des hôpitaux les plus voisins.

Dans le cas où il y a impossibilité de soigner utilement un malade à domicile, le médecin délivre un certificat d'admission à l'hôpital. Ce certificat doit être contresigné par le président du bureau d'assistance ou son délégué.

L'hôpital ne pourra réclamer à qui de droit le remboursement des frais de journée qu'autant qu'il représentera le certificat ci-dessus (p. 43).

ART. 4. — Il est organisé dans chaque département, sous l'autorité du préfet et suivant les conditions déterminées par la présente loi, un service d'assistance médicale gratuite pour les malades privés de ressources.

Le Conseil général délibère dans les conditions prévues par l'article 48 de la loi du 10 août 1871 :

1° Sur l'organisation du service de l'assistance médicale, la détermination et la création des hôpitaux auxquels est rattaché chaque commune ou syndicat de communes ;

2° Sur la part de la dépense incombant aux communes et aux départements (p. 49).

ART. 5. — A défaut de délibération du Conseil général sur les objets prévus à l'article précédent, ou en cas de suspension de la délibération en exécution de l'article 49 de la loi du 10 août 1871, il peut être pourvu à la réglementation du service par un décret rendu dans la forme des règlements d'administration publique (p. 56).

TITRE II.

DOMICILE DE SECOURS

Art. 6. — Le domicile de secours s'acquiert :

1° Par une résidence habituelle d'un an dans une commune postérieurement à la majorité ou à l'émancipation ;

2° Par la filiation. L'enfant a le domicile de secours de son père. Si la mère a survécu au père, ou si l'enfant est un enfant naturel reconnu par sa mère seulement, il a le domicile de sa mère. En cas de séparation de corps ou de divorce des époux, l'enfant légitime partage le domicile de l'époux à qui a été confié le soin de son éducation ;

3° Par le mariage. La femme, du jour de son mariage, acquiert le domicile de secours de son mari. Les veuves, les femmes divorcées ou séparées de corps, conservent le domicile de secours antérieur à la dissolution du mariage ou au jugement de séparation.

Pour les cas non prévus dans le présent article, le domicile de secours est le lieu de la naissance jusqu'à la majorité ou à l'émancipation (p. 58).

Art. 7. — Le domicile de secours se perd :

1° Par une absence ininterrompue d'une année postérieurement à la majorité ou à l'émancipation :

2° Par l'acquisition d'un autre domicile de secours.

Si l'absence est occasionnée par des circonstances excluant toute liberté de choix de séjour ou par un traitement dans un établissement hospitalier situé en dehors du lieu habituel de résidence du malade, le délai d'un an ne commence à courir que du jour où ces circonstances n'existent plus (p. 62).

ART. 8. — A défaut de domicile de secours communal, l'assistance médicale incombe au département dans lequel le malade, privé de ressources, aura acquis son domicile de secours.

Quand le malade n'a ni domicile de secours communal, ni domicile de secours départemental, l'assistance médicale incombe à l'État (p. 64).

ART. 9. — Les enfants assistés ont leur domicile de secours dans le département au service duquel ils appartiennent, jusqu'à ce qu'ils aient acquis un autre domicile de secours (p. 65).

TITRE III.

BUREAU ET LISTE D'ASSISTANCE.

ART. 10. — Dans chaque commune, un bureau d'assistance assure le service de l'assistance médicale.

La commission administrative du bureau d'assistance est formée par les commissions administratives réunies de l'hospice et du bureau de bienfaisance, ou par cette dernière seulement quand il n'existe pas d'hospice dans la commune.

A défaut d'hospice ou de bureau de bienfaisance, le bureau d'assistance est régi par la loi du 21 mai 1873 (articles 1 à 5), modifiée par la loi du 5 août 1879, et possède, outre les attributions qui lui sont dévolues par la présente loi, tous les droits et attributions qui appartiennent au bureau de bienfaisance (p. 67).

Art. 11. — Le président du bureau d'assistance a le droit d'accepter, à titre conservatoire, des dons et legs, et de former, avant l'autorisation, toute demande en délivrance.

Le décret du président de la République ou l'arrêté du préfet qui interviennent ultérieurement ont effet du jour de cette acceptation.

Le bureau d'assistance est représenté en justice et dans tous les actes de la vie civile par un de ses membres que ses collègues élisent, à cet effet, au commencement de chaque année.

L'administration des fondations, dons et legs qui ont été faits aux pauvres ou aux communes, en vue d'assurer l'assistance médicale, est dévolue au bureau d'assistance.

Les bureaux d'assistance sont soumis aux règles qui régissent l'administration et la comptabilité des hospices, en ce qu'elles n'ont rien de contraire à la présente loi (p. 73).

Art. 12. — La commission administrative du bureau d'assistance, sur la convocation de son président, se réunit au moins quatre fois par an.

Elle dresse, un mois avant la première session ordinaire du conseil municipal, la liste des personnes qui, ayant dans la commune leur domicile de secours, doivent être, en cas de maladie, admises à l'assistance médicale, et elle procède à la revision de cette liste un mois avant chacune des trois autres sessions.

Le médecin de l'assistance ou un délégué des médecins de l'assistance, le receveur municipal et un des répartiteurs désigné par le sous-préfet, peuvent assister à la séance avec voix consultative (p. 76).

Art. 13. — La liste d'assistance médicale doit comprendre nominativement tous ceux qui seront admis aux secours, lors même qu'ils sont membres d'une même famille (p. 79).

Art. 14. — La liste est arrêtée par le conseil municipal, qui délibère en comité secret : elle est déposée au secrétariat de la mairie.

Le maire donne avis du dépôt par affiches aux lieux accoutumés (p. 81).

Art. 15. — Une copie de la liste et du procès-verbal constatant l'accomplissement des formalités prescrites par l'article précédent est en même temps transmise au sous-préfet de l'arrondissement.

Si le préfet estime que les formalités prescrites par la loi n'ont pas été observées, il défère les opérations dans les huit jours de la réception de la liste, au conseil de préfecture, qui statue dans les huit jours et fixe s'il y a lieu, le délai dans lequel les opérations annulées seront refaites (p. 82).

Art. 16. — Pendant un délai de vingt jours à compter du dépôt, les réclamations en inscription ou en radiation peuvent être faites par tout habitant ou contribuable de la commune (p. 84).

Art. 17. — Il est statué souverainement sur ces réclamations, le maire entendu ou dûment appelé, par une Commission cantonale composée du sous-préfet de l'arrondissement, du conseiller général, d'un conseiller d'arrondissement dans l'ordre de nomination et du juge de paix du canton.

Le sous-préfet ou, à son défaut, le juge de paix préside la Commission (p. 86).

Art. 18. — Le président de la Commission donne, dans les huit jours, avis des décisions rendues au sous-préfet et au maire, qui opèrent sur la liste les additions ou les retranchements prononcés (p. 88).

Art. 19. — En cas d'urgence, dans l'intervalle de deux sessions, le bureau d'assistance peut admettre provisoirement, dans les conditions de l'article 12 de la présente loi, un malade non inscrit sur la liste.

En cas d'impossibilité de réunir à temps le bureau d'assistance, l'admission peut être prononcée par le maire, qui en rend compte, en comité secret, au Conseil municipal, dans sa plus prochaine séance (p. 89).

Art. 20. — En cas d'accident ou de maladie aiguë, l'assistance médicale des personnes qui n'ont pas le domicile de secours dans la commune où s'est produit l'accident ou la maladie incombe à la commune, dans les conditions prévues à l'article 21, s'il n'existe pas d'hôpital dans la commune.

L'admission de ces malades à l'assistance médicale est prononcée par le maire, qui avise immédiatement le préfet et en rend compte, en comité secret, au Conseil municipal dans sa plus prochaine séance.

Le préfet accuse réception de l'avis et prononce dans les dix jours sur l'admission aux secours de l'assistance (p. 90).

Art. 21. — Les frais avancés par la commune en vertu de l'article précédent, sauf pour les dix premiers jours de traitement, sont remboursés par le département d'après un état régulier dressé conformément au tarif fixé par le Conseil général.

Le département qui a fourni l'assistance peut exercer son recours contre qui de droit. Si l'assisté a son domicile de secours dans un autre département, le recours est exercé contre le département, sauf la faculté pour ce dernier d'exercer à son tour son recours contre qui de droit (p. 92).

Art. 22. — L'inscription sur la liste prévue à l'article 12 continue à valoir pendant un an, au regard des tiers, à partir du jour où la personne inscrite a quitté la commune, sauf la faculté pour la commune de prouver que cette personne n'est plus en situation d'avoir besoin de l'assistance médicale gratuite (p. 94).

Art. 23. — Le préfet prononce l'admission aux secours de l'assistance médicale des malades privés de ressources et dépourvus d'un domicile de secours communal.

Le préfet est tenu d'adresser au commencement de chaque mois, à la Commission départementale ou au ministre de l'intérieur, suivant que l'assistance incombe au département ou à l'État, la liste nominative des malades ainsi admis pendant le mois précédent aux secours de l'assistance médicale (p. 96).

TITRE IV.

SECOURS HOSPITALIERS.

Aᴿᴛ. 24. — Le prix de journée des malades placés dans les hôpitaux aux frais des communes, des départements ou de l'État est réglé, par arrêté du préfet, sur la proposition des Commissions administratives de ces établissements et après avis du Conseil général du département, sans qu'on puisse imposer un prix de journée inférieur à la moyenne du prix de revient constaté pendant les cinq dernières années (p. 99).

Aᴿᴛ. 25. — Les droits résultant d'actes de fondations, des édits d'union ou de conventions particulières sont et demeurent réservés.

Il n'est pas dérogé à l'article 1ᵉʳ de la loi du 7 août 1851.

Tous les lits dont l'affectation ne résulte pas des deux paragraphes précédents ou qui ne seront pas reconnus nécessaires aux services des vieillards ou incurables, des militaires, des enfants assistés et des maternités, seront affectés au service de l'assistance médicale (p. 103).

TITRE V.

DÉPENSES, VOIES ET MOYENS.

Aᴿᴛ. 26. — Les dépenses du service de l'assistance médicale se divisent en dépenses ordinaires et dépenses extraordinaires :

12

Les dépenses ordinaires comprennent :

1° Les honoraires des médecins, chirurgiens et sages-femmes du service d'assistance à domicile ;

2° Les médicaments et appareils ;

3° Les frais de séjour des malades dans les hôpitaux.

Ces dépenses sont obligatoires. Elles sont supportées par les communes, le département et l'État, suivant les règles établies par les articles 27, 28 et 29.

Les dépenses extraordinaires comprennent les frais d'agrandissement et de construction d'hôpitaux.

L'État contribuera à ces dépenses par des subventions dans la limite des crédits votés.

Chaque année, une somme sera à cet effet inscrite au budget (p. 107).

Art. 27. — Les communes dont les ressources spéciales de l'assistance médicale et les ressources ordinaires inscrites à leur budget seront insuffisantes pour couvrir les frais de ce service sont autorisées à voter des centimes additionnels aux quatre contributions directes ou des taxes d'octroi pour se procurer le complément des ressources nécessaires.

Les taxes d'octroi votées en vertu du paragraphe précédent seront soumises à l'approbation de l'autorité compétente, conformément aux dispositions de l'article 137 de la loi du 5 avril 1884.

La part que les communes seront obligées de demander aux centimes additionnels ou aux taxes d'octroi ne pourra être moindre de 20 0/0 ni supérieure à 90 0/0 de la dépense à couvrir, conformément au tableau A ci-annexé (p. 16).

Art. 28. — Les départements, outre les frais qui leur incombent de par les articles précédents, sont tenus d'accorder aux communes qui auront été obligées de recourir à des centimes additionnels ou à des taxes d'octroi, des subventions d'autant plus fortes que leur centime sera plus faible, mais qui ne pourront dépasser 80 0/0 ni être inférieures à 10 0/0 du produit de ces centimes additionnels ou taxes d'octroi conformément au tableau A précité.

En cas d'insuffisance des ressources spéciales de l'assistance médicale et des ressources ordinaires de leur budget, ils sont autorisés à voter des centimes additionnels aux quatre contributions directes dans la mesure nécessitée par la présente loi (p. 119).

Art. 29. — L'État concourt aux dépenses départementales de l'assistance médicale par des subventions aux départements dans une proportion qui variera de 10 à 70 0/0. du total de ces dépenses couvertes par des centimes additionnels, et qui sera calculée en raison inverse de la valeur du centime départemental par kilomètre carré, conformément au tableau B ci-annexé (p. 17).

L'État est en outre chargé :

1º Des dépenses occasionnées par le traitement des malades n'ayant aucun domicile de secours ;

2º Des frais d'administration relatifs à l'exécution de la présente loi (p. 120).

TITRE VI.

DISPOSITIONS GÉNÉRALES.

ART. 30. — Les communes, les départements, les bureaux de bienfaisance et les établissements hospitaliers possédant, en vertu d'actes de fondations, des biens dont le revenu a été affecté par le fondateur à l'assistance médicale des indigents, à domicile, sont tenus de contribuer aux dépenses du service de l'assistance médicale jusqu'à concurrence dudit revenu, sauf ce qui a été dit à l'article 25 (p. 124).

ART. 31. — Tous les recouvrements relatifs au service de l'assistance médicale s'effectuent comme en matière de contributions directes.

Toutes les recettes du bureau d'assistance pour lesquelles les lois et règlements n'ont pas prévu un mode spécial de recouvrement s'effectuent sur les états dressés par le président.

Ces états sont exécutoires après qu'ils ont été visés par le préfet ou le sous-préfet.

Les oppositions, lorsque la matière est de la compétence des tribunaux ordinaires, sont jugées comme affaires sommaires, et le bureau peut y défendre sans autorisation du Conseil de préfecture (p. 127).

ART. 32. — Les certificats, significations, jugements, contrats, quittances et autres actes faits en vertu de la présente loi et exclusivement relatifs au service de l'assistance médicale, sont dispensés du timbre et enregistrés gratis lorsqu'il y a lieu à la formalité de l'enregistrement sans préjudice du bénéfice de la loi du 22 janvier 1851 sur l'assistance judiciaire (p. 128).

Art. 33. — Toutes les contestations relatives à l'exécution, soit de la délibération du Conseil général prise en vertu de l'article 4, soit du décret rendu en vertu de l'article 5, ainsi que les réclamations des Commissions administratives relatives à l'exécution de l'arrêté préfectoral prévu à l'article 24, sont portées devant le Conseil de préfecture du département du requérant et, en cas d'appel, devant le Conseil d'État.

Les pourvois devant le Conseil d'État dans les cas prévus au paragraphe précédent sont dispensés de l'intervention de l'avocat (p. 129).

Art. 34. — Les médecins du service de l'assistance médicale gratuite ne pourront être considérés comme inéligibles au Conseil général ou au Conseil d'arrondissement à raison de leur rétribution sur le budget départemental (p. 130).

Art. 35. — Les communes ou syndicats de communes qui justifient remplir d'une manière complète leur devoir d'assistance envers leurs malades peuvent être autorisés, par une décision spéciale du Ministre de l'Intérieur, rendue après avis du Conseil supérieur de l'assistance publique, à avoir une organisation spéciale (p. 131).

Art. 36. — Sont abrogées les dispositions du décret-loi du 24 vendémiaire an II, en ce qu'elles ont de contraire à la présente loi (p. 132).

BARÈMES ANNEXÉS A LA LOI DU 15 JUILLET 1893.

TABLEAU A

Servant à déterminer la part de dépense à couvrir par les communes au moyen des ressources extraordinaires (centimes additionnels et taxes d'octroi) et le montant de la subvention qui doit leur être allouée pour l'assistance médicale gratuite, eu égard à la valeur du centime additionnel.

VALEUR DU CENTIME COMMUNAL	PORTION DE LA DÉPENSE A COUVRIR par les communes au moyen des ressources extraordinaires.	PORTION DE LA DÉPENSE A COUVRIR par le département au moyen de ses subventions et de celles de l'Etat.	VALEUR DU CENTIME COMMUNAL	PORTION DE LA DÉPENSE A COUVRIR par les communes au moyen des ressources extraordinaires.	PORTION DE LA DÉPENSE A COUVRIR par le département au moyen de ses subventions et de celles de l'Etat.
Au-dessous de 20 fr......	20 p. 100	80 p. 100	De 100 fr. 01 à 200 fr.....	50 p. 100	50 p. 100
De 20 fr. 01 à 40 fr.......	25 —	75 —	De 200 fr. 01 à 300 fr.....	60 —	40 —
De 40 fr. 01 à 60 fr.......	30 —	70 —	De 300 fr. 01 à 600 fr.....	70 —	30 —
De 60 fr. 01 à 80 fr.......	35 —	65 —	De 600 fr. 01 à 900 fr.....	80 —	20 —
De 80 fr. 01 à 100 fr.......	40 —	60 —	De 900 fr. 01 et au-dessus	90 —	10 =

Tableau B

Servant à déterminer le montant de la subvention qui doit être allouée par l'État aux départements pour leur part dans les frais de l'assistance médicale, eu égard à la valeur du centime départemental par kilomètre carré.

VALEUR DU CENTIME DÉPARTEMENTAL par kilomètre carré.	COEFFICIENT de subvention de l'État.	DÉPENSE à couvrir par le département.	VALEUR DU CENTIME DÉPARTEMENTAL par kilomètre carré.	COEFFICIENT de subvention de l'État.	DÉPENSE à couvrir par le département.
Au-dessous de 2 fr.	70 p. 100	30 p. 100	De 4 fr. 01 à 4 fr. 75.....	45 p. 100	55 p. 100
De 2 fr. 01 à 2 fr. 50......	65 —	35 —	De 4 fr. 76 à 6 fr.........	40 —	60 —
De 2 fr. 51 à 3 fr.........	60 —	40 —	De 6 fr. 01 à 9 fr.........	30 —	70 —
De 3 fr. 01 à 3 fr. 50......	55 —	45 —	De 9 fr. 01 à 15 fr........	20 —	80 —
De 3 fr. 51 à 4 fr.........	50 —	50 —	Au-dessus de 15 fr........	10 —	90 —

LOI DU 7 AOUT 1851.

SUR LES HOSPICES ET HOPITAUX.

TITRE PREMIER.

Admission dans les hospices et hôpitaux.

ARTICLE PREMIER.

Lorsqu'un individu privé de ressources tombe malade dans une commune, aucune condition de domicile ne peut être exigée pour son admission dans l'hôpital existant dans la commune.

ART. 2.

Un règlement particulier, rendu conformément au dernier paragraphe de l'article 8 de la présente loi, déterminera les conditions de domicile et d'âge nécessaires pour être admis dans chaque hospice destiné aux vieillards et aux infirmes.

ART. 3.

Les malades et incurables indigents des communes, privés d'établissements hospitaliers, pourront être admis aux hospices et hôpitaux du département désignés par le Conseil général, sur la proposition du préfet, suivant un prix de journée fixé par le préfet, d'accord avec la commission des hospices et hôpitaux.

Art. 4.

Les communes qui voudraient profiter du bénéfice de l'article 3 supporteront la dépense nécessaire pour le traitement de leurs malades et incurables.

Toutefois, le département, dans les cas et les proportions déterminées par le Conseil général, pourra venir en aide aux communes dont les ressources sont insuffisantes.

Dans le cas où les revenus d'un hospice ou hôpital le permettraient, les commissions administratives sont autorisées à admettre, dans les lits vacants, les malades ou incurables des communes, sans exiger d'elles le prix de journées fixé par l'article 3.

Art. 5.

L'administration des hospices et hôpitaux peut toujours exercer son recours, s'il y a lieu, contre les membres de la famille du malade, du vieillard ou de l'incurable, désignés par les articles 205 et 206 du code civil.

Les communes auxquelles s'appliquent les articles 3 et 4 de la présente loi jouissent des mêmes droits.

TITRE II.

Administration.

Art. 6.

Un règlement d'administration publique, rendu dans le délai de six mois, à partir de la promulgation de la présente loi, déterminera la composition des commissions administratives des hospices et hôpitaux (1).

Art. 7.

La commission administrative est chargée de diriger et de surveiller le service intérieur et extérieur des établissements hospitaliers.

Art. 8.

La commission des hospices et hôpitaux règle par ses délibérations les objets suivants :

Le mode d'administration des biens et revenus des établissements hospitaliers ;

Les conditions des baux et fermes de ces biens, lorsque leur durée n'excède pas dix-huit ans pour les biens ruraux et neuf pour les autres ;

Le mode et les conditions des marchés pour fournitures et entretien dont la durée n'excède pas une année, les travaux de toute nature dont la dépense ne dépasse pas 3,000 francs.

Toute délibération sur l'un de ces objets est exécutoire, si trente jours après la notification officielle, le préfet ne l'a pas annulée, soit d'office pour violation de la loi ou d'un réglement d'administration publique, soit sur la réclamation de toute partie intéressée.

(1) En exécution de cet article, le décret du 23 mars 1852 avait déterminé la composition des commissions administratives : aujourd'hui la matière est réglée par la loi du 21 mai 1873, dont certaines dispositions ont été modifiées par la loi du 5 août 1879. Voir ci-après le texte en vigueur.

La commission arrête également, mais avec l'approbation du préfet, les réglements du service, tant intérieur qu'extérieur et de santé, et les contrats à passer pour le service avec les congrégations hospitalières.

ART. 9.

La commission délibère sur les objets suivants :

Les budgets, comptes, et en général toutes les recettes et dépenses des établissements hospitaliers ;

Les acquisitions, échanges, aliénations des propriétés de ces établissements, leur affectation au service, et en général tout ce qui intéresse leur conservation et leur amélioration ;

Les projets de travaux pour construction, grosses réparations et démolitions dont la valeur excède 3,000 fr. ;

Les conditions ou cahiers des charges des adjudications de travaux et marchés pour fournitures ou entretien dont la durée excède une année ;

Les actions judiciaires et transactions ;

Les placements de fonds et emprunts ;

Les acceptations de dons et legs.

ART. 10.

Les délibérations comprises dans l'article précédent sont soumises à l'avis du Conseil municipal, et suivent, quant aux autorisations, les mêmes règles que les délibérations de ce Conseil.

Néanmoins, l'aliénation des biens immeubles formant la dotation des hospices et hôpitaux ne peut avoir lieu que sur l'avis conforme du Conseil municipal.

Art. 11.

Le président de la commission des hospices et hôpitaux peut toujours, à titre conservatoire, accepter, en vertu de la délibération de la commission, les dons et legs faits aux établissements charitables.

Le décret du pouvoir exécutif ou l'arrêté du préfet qui interviendra aura effet du jour de cette acceptation.

Art. 12.

La comptabilité est soumise aux règles de la comptabilité des communes.

Art. 13.

Les recettes des établissements hospitaliers pour lesquels les lois et réglements n'ont pas prescrit un mode spécial de recouvrement, s'effectuent sur des états dressés par le maire, sur la proposition de la commission administrative. Ces états sont exécutoires après qu'ils ont été visés par le sous-préfet. Les oppositions, lorsque la matière est de la compétence des tribunaux ordinaires, sont jugées comme affaires sommaires, et la commission administrative peut y défendre, sans autorisation du conseil de préfecture.

Art. 14.

La commission nomme son secrétaire, l'économe, les médecins et chirurgiens, mais elle ne peut les révoquer qu'avec l'approbation du préfet.

Les receveurs sont nommés par le Ministre de l'Intérieur, sur la proposition des commissions des hospices et hôpitaux, et de l'avis des préfets.

Lorsque le revenu des établissements hospitaliers n'excède pas trente mille francs, les fonctions de receveur sont toujours exercées par le receveur de la commune.

Cette disposition n'est pas applicable aux titulaires actuels.

Dans tous les cas, la commission des hospices et hôpitaux exerce, à l'égard du receveur de ces établissements, les droits attribués au conseil municipal à l'égard du receveur des communes.

Art. 15.

La commission, d'accord avec le Conseil municipal, et sous l'approbation du préfet, pourra traiter de gré à gré, ou par voie d'abonnement, de la fourniture des aliments et objets de consommation nécessaires aux établissements hospitaliers.

Art. 16.

Lorsque la commune ne possédera pas d'hospices ou hôpitaux, ou qu'ils seront insuffisants, le Conseil municipal pourra traiter avec un établissement privé pour l'entretien des malades et des vieillards, après avoir consulté la commission des hospices et hôpitaux qui sera chargée de veiller à l'exécution du contrat passé avec l'établissement privé.

Les traités devront être soumis à l'approbation du préfet.

Art. 17.

La commission des hospices et des hôpitaux pourra, avec les mêmes approbations, et en se conformant aux prescriptions de l'article 5, convertir une partie des revenus attribués aux hospices, mais seulement jusqu'à concurrence d'un cinquième, en secours à domicile annuels en faveur des vieillards ou infirmes placés dans leurs familles (1).

Art. 18.

Les précédentes dispositions ne porteront aucune atteinte aux droits des communes rurales sur les lits des hospices et hôpitaux d'une autre commune, ni aux droits quelconques résultant de fondations faites par les départements, les communes ou les particuliers, qui doivent toujours être respectés.

Art. 19.

Toutes les dispositions contraires à la présente loi sont et demeurent abrogées.

Art. 20.

Il n'est pas dérogé, par la présente, à la loi du 10 janvier 1849, sur l'organisation de l'assistance publique dans la ville de Paris.

(1) Cet article a été modifié par l'article 7 de la loi du 24 mai 1873, dont le texte est reproduit ci-après.

LOI DU 21 MAI 1873.

MODIFIÉE PAR LA LOI DU 5 AOUT 1879 (1).

Commissions administratives des établissements de bienfaisance.

ARTICLE PREMIER.

Les Commissions administratives des hospices et hôpitaux et celles des bureaux de bienfaisance sont composées du maire et de six membres renouvelables.

Deux des membres de chaque Commission sont élus par le Conseil municipal.

Les quatre autres membres sont nommés par le préfet.

Art. 2.

Le nombre des membres renouvelables peut, en raison de l'importance des établissements et de circonstances locales, être augmenté par un décret spécial rendu sur l'avis du conseil d'État.

Dans ce cas, l'augmentation aura lieu par nombre pair, afin que le droit de nomination s'exerce, dans une proportion égale, par le Conseil municipal et par le préfet.

Art. 3.

La présidence appartient au maire ou à l'adjoint ou au

(1) Les articles modifiés sont en caractères italiques.

28

conseiller municipal remplissant dans leur plénitude les fonctions de maire. Le président a voix prépondérante en cas de partage.

Les Commissions nomment tous les ans un vice-président. En cas d'absence du maire et du vice-président, la présidence appartient au plus ancien des membres présents, et, à défaut d'ancienneté, au plus âgé.

Les fonctions de membres des Commissions sont gratuites.

ART. 4.

Les délégués du Conseil municipal suivent le sort de cette assemblée quant à la durée de leur mandat ; mais en cas de suspension ou de dissolution du Conseil municipal, ce mandat est continué jusqu'au jour de la nomination des délégués par le nouveau Conseil municipal.

Les autres membres renouvelables sont nommés pour quatre ans. Chaque année, la Commission se renouvelle par quart.

Les membres sortants sont rééligibles.

Si le remplacement a lieu dans le cours d'une année, les fonctions du nouveau membre expirent à l'époque où auraient cessé celles du membre qu'il a remplacé.

Ne sont pas éligibles ou sont révoqués de plein droit les membres qui se trouveraient dans un des cas d'incapacité prévus par les lois électorales.

L'élection des délégués du Conseil municipal a lieu au scrutin secret, à la majorité absolue des voix. Après deux tours de scrutin, la majorité relative suffit

*el, en cas de partage, le plus âgé des candidats est
élu.*

Art. 5.

*Les Commissions pourront être dissoutes et leurs
membres révoqués par le ministre de l'Intérieur.*

*En cas de dissolution ou de révocation, la Commis-
sion sera remplacée ou complétée dans le délai d'un
mois.*

*Les délégués des Conseils municipaux ne pourront,
s'ils sont révoqués, être réélus pendant une année.*

*En cas de renouvellement total ou de création nou-
velle, les membres que l'article premier laisse à la
nomination du préfet seront, sur sa proposition,
nommés par le ministre de l'Intérieur.*

*Le renouvellement par quart sera déterminé par le
sort à la première séance d'installation.*

Art. 6.

Les receveurs des établissements charitables sont
nommés par les préfets, sur la présentation des Commissions administratives.

En cas de refus motivé par le préfet, les Commissions
sont tenues de présenter d'autres candidats.

Le receveur peut, sur la proposition de la Commission
administrative et avec l'autorisation du préfet, cumuler
ses fonctions avec celles de secrétaire de la Commission.

Les receveurs ne peuvent être révoqués que par le ministre de l'Intérieur.

Art. 7.

Les Commissions administratives des hospices et hôpitaux pourront, de concert avec les bureaux de bienfaisance, assister à domicile les malades indigents.

A cet effet, elles sont autorisées, par extension de la faculté ouverte par l'article 17 de la loi du 7 août 1851, à disposer des revenus hospitaliers, jusqu'à concurrence du quart, pour les affecter au traitement des malades à domicile et à l'allocation de secours annuels en faveur des vieillards ou infirmes placés dans leur famille.

La portion des revenus ainsi employés pourra être portée au tiers avec l'assentiment du Conseil général.

Art. 8.

Il n'est point dérogé par la présente loi aux ordonnances, décrets et autres actes du pouvoir exécutif en vertu desquels certains hospices et bureaux de bienfaisance sont organisés d'une manière spéciale.

Art. 9.

Le décret du 18 janvier 1871, relatif à l'organisation de l'assistance publique à Marseille, est rapporté.

Art. 10.

Les décrets des 23 mars et 17 juin 1852, sur les Commissions administratives des hospices et des bureaux de bienfaisance, sont abrogés.

Art. 11.

Les décrets des 29 septembre 1870 et 18 février 1871, relatifs à l'administration de l'assistance publique à Paris, sont rapportés.

Cette administration sera provisoirement régie par les prescriptions de la loi du 10 janvier 1849, et du décret réglementaire du 24 avril suivant, rendu en exécution de cette loi.

RÉPUBLIQUE FRANÇAISE

MINISTÈRE DE L'INTÉRIEUR

DIRECTION DE L'ASSISTANCE ET DE L'HYGIÈNE PUBLIQUES

Instruction pour l'exécution de la loi sur l'Assistance médicale gratuite, (loi du 15 juillet 1893).

Paris, le 18 mai 1894.

MONSIEUR LE PRÉFET,

La loi du 15 juillet 1893 sur l'assistance médicale gratuite, mettant en œuvre un principe posé il y a un siècle, réalise dans l'ordre social une réforme longtemps attendue, réclamée avec une ardeur croissante par les organes les plus autorisés de l'opinion, déclarée nécessaire pour le monde civilisé par le congrès international de l'assistance publique, tenu à Paris en 1889, et, spécialement pour la France, par le conseil supérieur de l'assistance publique qui en a fait l'objet de ses premiers travaux. Elle rend obligatoire l'assistance médicale aux malades privés de ressources.

Sous tous les régimes, l'administration s'était efforcée d'assurer aux malades pauvres les secours médicaux et pharmaceutiques. Un grand nombre de départements

3

avaient répondu à son appel, et fait appel à leur tour à la coopération des communes. Mais il restait à vaincre des résistances opiniâtres ; certains départements se refusaient absolument à organiser le service de la médecine gratuite, et, dans les départements qui l'avaient organisée, certaines communes s'obstinaient à ne pas adhérer au service.

La loi est intervenue pour triompher de ces résistances. Là même où elle paraît ne consacrer qu'un état de choses existant, elle crée en réalité une situation nouvelle. Autre chose est un service dépendant de la bonne volonté des départements et des communes, aujourd'hui fonctionnant, demain délaissé, autre chose est un service public obligatoire. La loi du 15 juillet 1893 a fait de l'assistance un service public : ce fait considérable produira, degré par degré, toutes ses conséquences.

TITRE PREMIER

Organisation de l'assistance médicale.

Principes généraux.

ARTICLE PREMIER.

Tout Français malade, privé de ressources, reçoit gratuitement de la commune, du département ou de l'État, suivant son domicile de secours, l'assistance médicale à domicile ou, s'il y a impossibilité de le soigner utilement à domicile, dans un établissement hospitalier.

Les femmes en couches sont assimilées à des malades.

Les étrangers malades, privés de ressources, seront assimilés aux Français toutes les fois que le gouvernement aura passé un traité d'assistance réciproque avec leur nation d'origine.

Cet article précise, d'une part, les personnes qui sont appelées à bénéficier de l'assistance médicale gratuite ; d'autre part, les collectivités qui sont tenues de fournir cette assistance. Il indique, en outre, d'une manière générale les conditions dans lesquelles sera donnée l'assistance médicale.

Personnes appelées à bénéficier de l'assistance.— Qualité de Français.

I. — D'après le paragraphe premier, tout Français malade, privé de ressources, reçoit l'assistance médicale gratuite.

Tout Français..... La qualité de Français est donc la première condition requise pour l'obtention des secours prévus par la loi. Les étrangers malades, privés de ressources, ne sont pas cependant exclus du bénéfice de l'assistance médicale gratuite par cette considération qu'ils ne sont pas Français. En premier lieu, ils sont, en vertu du paragraphe 3 de l'article premier, assimilés à des Français lorsque le gouvernement aura passé un traité d'assistance réciproque avec leur nation d'origine. En l'absence de traité, ils ne seront pas privés de tout secours : ils se trouveront dans la situation où ils sont actuellement : les administrations hospitalières continueront à

leur faire application, comme elles le font en général, de
l'article premier de la loi du 7 août 1851. Mais, sauf dans
le cas de traité réciproque, ils ne seront pas inscrits sur la
liste d'assistance médicale, et les frais que causerait leur
maladie ne seront pas payés par la caisse d'assistance médicale.

Malades.

La seconde condition requise des personnes appelées à
l'assistance médicale gratuite est le fait d'être *malade*.
La loi du 15 juillet 1893 laisse ainsi en dehors de son application, en tant que tels, les vieillards, les infirmes
incurables. Les malades sont ceux qui pourraient être
admis dans un hôpital, mais ne seraient pas reçus dans un
hospice. Les blessés sont, bien entendu, au nombre de
ces malades. Il faut encore comprendre parmi les personnes qui doivent bénéficier de la loi les femmes en
couches; l'article premier les assimile aux malades.

Privés de ressources.

La troisième condition est d'être *privé de ressources*.
Cette dernière expression, empruntée à la loi du 7 août
1851 (art. 1er), a un sens plus compréhensif que le mot
indigents. Dans les usages de la langue administrative,
on regarde comme indigents les seuls individus inscrits
sur les listes des bureaux de bienfaisance. Mais la liste
du bureau d'assistance ne se confondra pas nécessairement
avec celle du bureau de bienfaisance. Elle devra comprendre tous ceux qui, en cas de maladie, se trouveront

hors d'état de se faire soigner à leurs frais. Ceci sera expliqué plus au long sous l'article 12.

Collectivités tenues de fournir l'assistance.

II. — L'assistance médicale gratuite est donnée par la commune, le département ou l'État, suivant le domicile de secours du malade.

L'article premier se borne à poser le principe du domicile de secours ; il sera fait application de ce principe dans le titre II de la présente loi, consacré au domicile de secours et aux obligations qu'entraîne sa détermination.

Mais, dès le début, le législateur a tenu à indiquer, à côté des bénéficiaires de l'assistance médicale gratuite, les collectivités tenues à fournir cette assistance.

Conditions dans lesquelles sera donnée l'assistance.

III. — En disposant que le malade recevra l'assistance à domicile ou s'il y a impossibilité de le soigner utilement à domicile, dans un établissement hospitalier, l'article 1er place en première ligne, avec plus de netteté encore que ne l'avait fait la loi du 24 vendémiaire an II (art. 18), les secours à domicile. On doit en effet, pour des raisons d'économie, de morale et d'hygiène, leur donner la préférence. Ce n'est que dans le cas où il y aurait impossibilité de soigner le malade à domicile que l'assistance sera fournie sous forme de secours hospitalier. Je ne saurais trop insister sur l'importance morale et sur l'importance pratique de ce principe. Il a été posé avec force par le conseil supérieur de l'assistance publique dès le début de ses travaux. Il a été voté à l'unanimité par le congrès de 1889. Ce n'est qu'en cas de nécessité absolue qu'il faut soustraire le malade à son milieu naturel, et dispenser sa famille des soins qu'elle lui doit. Ce n'est qu'en cas de nécessité absolue qu'il faut l'exposer aux dangers résultant, par la force des choses, et malgré toutes les précautions prises, de l'accumulation de maladies diverses dans un établissement. Ce n'est aussi qu'en cas de nécessité absolue qu'il est permis d'imposer aux contribuables les dépenses de l'hospitalisation, de beaucoup plus élevées que celles des soins donnés à domicile. Il ne serait sans doute pas exagéré de dire que du plus ou moins d'exactitude avec laquelle ce principe sera observé, du plus ou moins d'intelligence avec laquelle il sera appliqué dépend le succès de la loi. Sa base même, c'est la bonne organisation d'un service de secours médicaux sur place, dans de petits dispensaires locaux ou à domicile.

Art. 2.

La commune, le département ou l'État peuvent toujours exercer leur recours, s'il y a lieu, soit l'un contre l'autre, soit contre toutes personnes, sociétés ou corporations tenues à l'assistance médicale envers le malade, notamment contre les membres de la famille de l'assisté désignés par les articles 205, 206, 207 et 212 du code civil (1).

(1) Code civil. — Art. 205. Les enfants doivent des aliments à leurs père et mère et autres ascendants qui sont dans le besoin.

Art. 206. Les gendres et belles-filles doivent également, et dans les mêmes circonstances, des aliments à leurs beau-père et belle-mère ; mais cette obli-

Recours.

L'article premier a déterminé les collectivités administratives à qui incombe le devoir d'assistance. Mais cette obligation qui est à la charge de la commune, du département ou de l'État, peut n'être pas définitive.

Contre qui ils peuvent s'exercer.

D'une part, la collectivité qui a fourni l'assistance médicale gratuite peut n'être pas le domicile de secours de l'assisté : elle n'a dès lors à supporter que provisoirement la dépense sauf ce qui sera dit aux articles 20 et 21.

D'autre part, l'article 2 rappelle que certaines personnes, sociétés ou corporations peuvent être tenues à l'assistance médicale envers le malade. En ce cas, l'obligation acquittée par la collectivité administrative du domicile de secours ne l'a été qu'à titre d'avance, et la collectivité, qui a payé ce qu'un autre doit, se fait rembourser de cette avance.

Le recours sera exercé par la commune, le département ou l'État, suivant que l'assisté a le domicile de secours communal ou départemental, ou qu'il n'en a aucun. Le recours de la collectivité qui a donné les soins et secours médicaux contre la collectivité du domicile de secours s'exercera par votre intermédiaire, lorsque le départe-

gation cesse : 1° lorsque la belle-mère a convolé en secondes noces ; 2° lorsque celui des époux qui produisait l'affinité, et les enfants issus de son union avec l'autre époux, sont décédés.

Art. 207. Les obligations résultant de ces dispositions sont réciproques.

Art. 212. Les époux se doivent mutuellement fidélité, secours, assistance.

ment aura fourni l'assistance (art. 21). C'est encore vous qui aurez à examiner les recours dont vous seriez saisi par un autre département, que la réclamation vise votre département lui-même, ou l'une de ses communes.

Personnes, sociétés ou corporations contre lesquelles un recours peut être exercé.

Quant aux personnes, aux sociétés ou corporations tenues à l'assistance médicale, ce seront notamment les membres de la famille de l'assisté, désignés par les articles 205, 206, 207 et 212 du code civil. L'expression *notamment* a été employée à dessein; la disposition de l'article 2 est énonciative, non limitative. Les articles visés par la loi du 15 juillet sont ceux qui se réfèrent à la dette alimentaire. Il y aura lieu de se reporter aux règles générales édictées par le code : le recours en remboursement des frais d'assistance médicale n'existe pas contre les frères et sœurs, beaux-frères et belles-sœurs de l'assisté qui ne sont pas tenus vis-à-vis de lui à la dette alimentaire ; le législateur n'a point voulu, dans une disposition spéciale, étendre les principes du droit. Il conviendra également d'appliquer l'article 208 du code civil : les secours d'assistance médicale, qui ne seront naturellement accordés que dans la proportion du besoin de celui qui les réclamera, ne le seront aussi que dans la proportion de la fortune de celui qui les devra. Si des contestations s'élèvent, l'autorité judiciaire appréciera suivant le droit commun. En dehors des personnes tenues à la dette alimentaire, le recours pourra être exercé, conformément à l'article 1166 du code civil, contre toutes autres personnes qui devraient l'assistance au malade, par exemple, contre une société de secours mutuels pour les soins donnés à ses membres, contre un patron dont la responsabilité serait engagée par l'accident survenu à l'un de ses ouvriers, etc.

Vous veillerez à ce que le recours soit exercé toutes les fois qu'il pourra l'être. Il serait immoral aussi bien que contraire au succès de la loi de grever les contribuables d'un poids que la loi ou un contrat imposerait à d'autres. On a fait entrevoir dans la discussion au Sénat certaines difficultés d'application au regard des patrons ou des compagnies d'assurances, certaines collusions possibles au détriment du service d'assistance ; c'est une raison pour redoubler de vigilance, et prendre des précautions telles que l'idée même d'une tentative de fraude ne se produise pas.

Situation des hôpitaux au point de vue des recours.

L'article 2 ne fait point figurer les hôpitaux parmi les personnes morales fondées à exercer un recours, ce qui s'explique facilement. L'établissement hospitalier aura, en effet, recueilli le malade au sujet duquel il pourrait avoir un recours à exercer, soit en vertu de la loi du 7 août 1851, soit en vertu de la loi nouvelle. La loi de 1851 n'est pas abrogée, rien n'est innové à cet égard : les recours actuellement ouverts subsistent donc. Quant aux malades qui auraient été envoyés à l'hôpital en exécution de la loi nouvelle, la commission administrative s'adressera à la préfecture pour le remboursement des frais. Ce sera à

vous, Monsieur le préfet, à exercer le recours contre qui
de droit.

Avis à donner par les communes.

Pour que les recours qui doivent être exercés par le département ou l'État puissent l'être d'une manière efficace, il importe que les communes donnent sans retard avis au service départemental des secours accordés avec possibilité d'un recours utile, et fournissent toutes les indications nécessaires pour faciliter le recouvrement des frais d'assistance ainsi avancés. Vous ne laisserez pas ignorer aux maires de votre département qu'un retard ou une omission de leur part dans la communication de ces renseignements pourrait avoir pour résultat de reculer l'exercice du droit de recours à une époque où il n'aboutirait à aucun résultat utile, par exemple dans le cas où la personne tenue à la dette alimentaire serait devenue insolvable : dans ce cas, une dépense qu'elle eût pu éviter resterait à la charge de la commune.

Art. 3.

Toute commune est rattachée pour le traitement de ses malades à un ou plusieurs des hôpitaux les plus voisins.

Dans le cas où il y a impossibilité de soigner utilement un malade à domicile, le médecin délivre un certificat d'admission à l'hôpital. Ce certificat doit être contresigné par le président du bureau d'assistance ou son délégué.

L'hôpital ne pourra réclamer à qui de droit le remboursement des frais de journée qu'autant qu'il représentera le certificat ci-dessus.

Divers modes d'assistance médicale. L'assistance à domicile doit être préférée.

J'ai déjà dit la préférence très justifiée à tous égards que le législateur donne à l'assistance à domicile sur l'assistance hospitalière. C'est seulement en cas d'impossibilité dûment constatée que le malade devra être envoyé à l'hôpital. Par le mot *domicile* il ne faut pas entendre seulement le domicile personnel du malade ; si sa demeure ne se prête pas au traitement et qu'un parent, un ami, un voisin consente à le recueillir et à le soigner, l'administration ne pourra que favoriser cette combinaison.

Dispensaires.

Le projet de loi proposait, en vue de faciliter l'assistance à domicile, la création obligatoire de dispensaires, c'est-à-dire de locaux extrêmement simples, où les médecins de service donneraient des consultations et les premiers soins aux malades. La Chambre des députés n'a pas cru possible d'édicter à cet égard une disposition générale, parce que, sur certains points, l'application eût soulevé des difficultés sérieuses ; mais il ne faudrait point voir dans cette modification au projet une marque de défaveur à l'égard de l'institution elle-même. L'expérience prouve qu'elle peut rendre les plus grands services à très peu de frais. Le local, qui est fourni par la mairie, où le médecin se rend à jour et heure fixes, et qui peut n'être affecté à cet usage qu'aux jours et heures des consultations, est pourvu d'une petite pharmacie contenant les médicaments les plus fréquemment employés. Lorsque la chose est possible, le malade prend le remède sur place. Dans les communes plus importantes, où le dispensaire sera un établissement distinct, on pourra installer en outre un modeste service d'hydrothérapie. Un infirmier ou une infirmière suffit pour la garde et l'entretien du dispensaire. En créant un grand nombre de ces établissements, création qui peut se faire pour ainsi dire sans dépense, on restreindra beaucoup le nombre des hospitalisations, et on développera singulièrement les heureux effets de la loi.

Un seul dispensaire pourra d'ailleurs, si la résidence du ou des médecins s'y prête, servir à plusieurs communes contiguës, soit que celles-ci profitent des facilités que leur offre la loi du 22 mars 1890 pour se procurer un dispensaire intercommunal, soit que le dispensaire soit installé par le service de l'assistance médicale.

Il n'y aurait d'ailleurs pas d'objections à ce que vous traitiez, pour le service d'une ou plusieurs communes, avec un dispensaire privé si ce dispensaire vous paraissait offrir des garanties suffisantes, et si vous vous assuriez sur son fonctionnement un contrôle effectif.

Les dispensaires ont leur utilité dans les cas où les malades sont en état de s'y transporter le jour où le médecin y donne sa consultation. Si le malade n'est pas en état de se rendre au dispensaire, ce sera au médecin à se rendre chez lui. Là encore, dans un grand nombre de cas, le malade pourra être soigné dans sa famille, au grand bénéfice des finances publiques.

Envoi à l'hôpital. — Certificat médical.

Il y aura cependant des circonstances qui rendront impossible de soigner utilement le malade à domicile : ce sera tantôt la nature même de l'affection, tantôt l'insalubrité de la demeure, tantôt l'absence de toute personne capable de garder le malade. Cette *impossibilité* devra être constatée dans le certificat d'admission à l'hôpital que délivrera, sous sa responsabilité, le médecin traitant. Celui-ci ne devra pas se borner à affirmer l'impossibilité ; il aura le devoir de motiver son opinion, d'indiquer d'une manière précise la raison qui nécessite l'hospitalisation. Tout en rendant hommage au dévouement traditionnel du corps médical, il convient de se mettre en garde contre l'inclination que pourraient avoir certains praticiens à envoyer trop facilement les malades à l'hôpital.

Le certificat médical devra être consigné par le président du bureau d'assistance, c'est-à-dire par le maire, ou par son délégué. Vous indiquerez au maire que ce délégué devra être un adjoint ou un membre du bureau. Autant que possible, ce délégué ne devra pas être médecin, car le médecin du bureau accepterait sans doute difficilement le contrôle d'un confrère. Si le maire était lui-même le médecin du service, le contreseing serait donné par un adjoint. Ce contreseing obligatoire permettra au bureau d'assistance de se tenir au courant des admissions requises, servira à l'administration hospitalière pour le remboursement de ses frais, et aura sans doute pour effet de maintenir dans de justes limites la tendance à l'hospitalisation.

Le dernier paragraphe de l'article 3 spécifie que l'hôpital ne pourra réclamer le remboursement des frais de journée qu'autant qu'il représentera le certificat médical d'admission dûment contresigné. Cette disposition n'aura son application que pour les malades venant de communes voisines. La loi du 7 août 1851 subsiste avec toutes les obligations qu'elle imposait aux administrations hospitalières. Celles-ci devront donc continuer à recevoir gratuitement, sans ce certificat, les individus dénués de ressources, tombés malades sur le territoire de la commune où l'hôpital est situé, y compris les malades qui auront déjà reçu des soins à domicile.

Hôpital sur lequel le malade doit être dirigé.

Reste à examiner sur quel hôpital devra être dirigé le malade d'une commune dépourvue d'établissement hospitalier.

Le 1ᵉʳ § de l'article 3 dispose que toute commune est rattachée pour le traitement de ses malades à *un ou plusieurs* des hôpitaux les plus voisins.

Circonscriptions hospitalières. — Infirmeries.

Ce rattachement doit être opéré par le Conseil général (art. 4). Là où, en exécution de l'article 3 de la loi du 7 août 1851 et de la circulaire ministérielle du 8 août 1852, des circonscriptions hospitalières embrassant les communes dépourvues d'hôpitaux ont déjà été tracées, il suffira d'en reviser le tableau, sans oublier que la nouvelle loi permet de rattacher toute commune à *un ou plusieurs* hôpitaux. Cette formule a été adoptée afin de tenir compte d'une idée émise dans le projet du gouvernement et développée dans l'exposé des motifs. Cette idée est que nombre de maladies, pour être convenablement soignées, n'exigent pas l'appareil coûteux et le personnel de choix d'un grand hôpital. Les personnes atteintes de ces maladies devraient être envoyées à un établissement modeste, auquel le projet de loi donnait le nom d'*infirmerie*, tandis que les malades présentant des cas graves, nécessitant par exemple des opérations chirurgicales difficiles, seraient dirigés sur un hôpital complètement outillé.

Lorsqu'une commune aura été ainsi rattachée par le conseil général à la fois à une infirmerie et à un hôpital, le certificat du médecin de service indiquera si c'est à l'hôpital ou à l'infirmerie que le malade devra être envoyé.

Vous trouverez dans le tableau VII du rapport publié sous le numéro 42 dans la série des fascicules du conseil supérieur de l'assistance publique des indications générales qui pourront servir de point de départ au travail de révision des circonscriptions hospitalières. Aucune disposition de la loi ne s'oppose à ce que les limites des circonscriptions se confondent avec celles des cantons ou avec celles des arrondissements. Cette dernière hypothèse a été adoptée pour la confection du tableau VII, ce qui a permis de restreindre les dimensions de cette nomenclature établie uniquement pour donner une idée d'ensemble du service à organiser. Le système qui me paraît devoir être recommandé consiste à former d'abord une circonscription autour de chaque commune possédant ou devant posséder un hôpital, puis à rattacher les circonscriptions dont l'hôpital n'aura pas au moins 50 lits de malades au grand hôpital sinon le plus rapproché, du moins le plus accessible.

Ce que l'on doit entendre par le mot hôpital.

Le mot *hôpital* a, dans la langue administrative, un sens défini ; l'hôpital est l'établissement public affecté au traitement des malades. La loi du 15 juillet 1893 étant spéciale à l'assistance des malades, ainsi qu'il a été dit sous l'article premier, il était naturel que l'article 3 parlât du rattachement des communes à un ou plusieurs *des hôpitaux* les plus voisins. Mais rien n'empêche que, à défaut d'hôpital, les communes soient rattachées à un hôpital-hospice, ou même à un hospice spécialement réservé aux vieillards ou infirmes, si l'acte constitutif de l'établissement ne renferme pas de clause empêchant d'y adjoindre un service de malades. La plupart du temps, en développant l'infirmerie de l'hospice, on pourra, à peu de frais, créer un quartier d'hôpital qui profitera des services généraux de l'établissement existant.

D'une façon générale, il ne faudra recourir à la construction d'établissements nouveaux que lorsque les établissements actuels ne permettront pas d'organiser convenablement le service. En cas d'insuffisance de lits d'hôpital, vous examinerez donc s'il n'est pas possible d'en augmenter le nombre en désaffectant une ou deux des salles actuellement réservées aux vieillards et si fréquemment inoccupées.

Art. 4.

*Il est organisé dans chaque département, sous l'au-
torité du préfet et suivant les conditions déterminées
par la présente loi, un service d'assistance médicale
gratuite pour les malades privés de ressources.*

*Le Conseil général délibère dans les conditions pré-
vues par l'article 48 de la loi du 10 août 1871 :*

*1° Sur l'organisation du service de l'assistance mé-
dicale, la détermination et la création des hôpitaux
auxquels est rattaché chaque commune ou syndicat de
communes ;*

*2° Sur la part de la dépense incombant aux com-
munes et au département.*

Organisation du service médical par le Conseil général.

Le congrès de 1889, après avoir déclaré que l'assistance
médicale est en principe communale, qu' « elle est due, à
défaut de la famille, par l'unité administrative la plus
petite », seule assez rapprochée du pauvre pour juger de
ses besoins, votait la résolution suivante : « L'organisation
doit être faite par une unité administrative supérieure à
celle de la commune. » En effet, la commune qui est
compétente pour connaître les pauvres, est, dans la plupart des cas, une collectivité trop restreinte pour faire
l'organisation du service. Là où la médecine gratuite fonctionne déjà, c'est le département qui y préside; la loi
ne fait que généraliser un système consacré par l'expérience.

Vous êtes le représentant du pouvoir exécutif dans le

département ; vous êtes chargé de l'exécution des décisions du Conseil général ; à ce double titre, c'est sous votre autorité que la loi place le service. Vous pouvez vous faire aider dans cette nouvelle tâche par l'inspecteur du service des enfants assistés que, dès 1839, l'administration centrale conseillait d'associer à la direction des services de bienfaisance dans le département. Mais cet auxiliaire n'agira qu'en votre nom, d'après vos ordres et sous votre responsabilité (1).

C'est au Conseil général que l'article 4 de la loi confie le soin d'organiser le nouveau service ; il le fait de la manière la plus large. Il serait dangereux d'assujettir les œuvres de l'assistance publique à un cadre et à des procédés uniformes. Le législateur s'est donc gardé de contrarier les coutumes locales ; il a entendu ouvrir un champ libre à l'initiative des assemblées départementales, à la condition que celles-ci respectent, dans l'organisation qu'elles adopteront, certains principes considérés comme étant d'ordre public.

(1) Une circulaire ministérielle du 12 mars 1839 s'exprimait ainsi : « Monsieur le Préfet, plusieurs de vos collègues ont, depuis quelques années, demandé l'autorisation de créer, dans les départements qu'ils administrent, des inspecteurs du service des enfants trouvés... Pour que cette création fit tout le bien qu'elle me parait appelée à réaliser, il faudrait que l'inspection du service des enfants trouvés et abandonnés ne fût pas seule confiée à ces inspecteurs ; mais qu'ils fussent également chargés, sous le rapport de l'administration et de la comptabilité, de l'inspection des hospices, des bureaux de bienfaisance, des maisons de secours et de tous les établissements charitables du département. »

La même pensée a inspiré le projet d'avis formulé en janvier 1889, par le conseil supérieur de l'assistance publique, au sujet de l'extension des attributions des inspecteurs des enfants assistés (fascicule n° 24, pp. 21 et 22.

L'organisation du service d'assistance médicale variera donc selon les régions; elle se pliera aux habitudes déjà prises, aux conditions particulières du milieu, sauf un petit nombre de points sur lequel l'intérêt général exige que les pratiques anciennes soient au besoin rectifiées. Ainsi l'application des deux barèmes qui règlent la part contributive des communes et le montant de la subvention de l'État est obligatoire. Il ne serait pas licite qu'un département fît avec les communes des conventions qui diminueraient leur intérêt dans la limitation du nombre des assistés, ou qu'il se laissât entraîner à des générosités qui auraient pour conséquence de forcer la part de l'État. Ainsi encore, le département est tenu de faire lui-même l'organisation administrative du service; il doit rester le lien qui unit toutes les communes dans l'accomplissement de leur devoir d'assistance. Il ne pourrait pas se dispenser de centraliser la comptabilité du service; il ne pourrait pas déléguer aux communes ou aux hôpitaux l'exercice de son droit de recours.

L'article 16 de la loi du 7 août 1851 permet de traiter, sous réserve de votre approbation, avec un hôpital privé. Comme l'a indiqué M. le Rapporteur de la loi au Sénat dans sa séance du 13 mars 1893, ni la lettre ni l'esprit du texte législatif ne s'opposent à ce que cette faculté soit étendue au Conseil général chargé d'organiser l'exécution de la présente loi.

L'établissement choisi devra présenter des garanties sérieuses au point de vue de l'installation et au point de vue de la capacité professionnelle du personnel, notamment du personnel secondaire, et son fonctionnement devra pouvoir être surveillé de très près par vous ou par vos agents. Vos exigences à cet égard pourront être plus grandes qu'elles n'étaient lorsque vous aviez à appliquer l'article 16 de la loi de 1851. En effet, le régime de la loi de 1851 étant facultatif, il était permis de penser qu'un service de malades, même défectueux sur certains points, était préférable à l'absence de tout service, tandis qu'aujourd'hui les soins à donner aux malades pauvres constituent une obligation ; et l'obligation de faire implique l'obligation de bien faire.

Choix des médecins.

Au point de vue du choix des médecins, les départements qui avaient, antérieurement à la loi du 15 juillet, organisé le service de la médecine gratuite, avaient pratiqué l'un des deux systèmes suivants, ou adopté une combinaison mixte.

1° Le préfet désigne, pour chaque circonscription, un médecin chargé de soigner les malades pauvres. Les malades ne peuvent s'adresser qu'à lui, et lui, à son tour, est tenu de donner ses soins à tous les malades inscrits sur les listes ;

2° Dans le système dit landais ou vosgien, les médecins qui ont accepté les conditions de fonctionnement du service sont les médecins de l'assistance ; le malade a la faculté d'appeler parmi ces médecins celui qu'il préfère.

Mode de rémunération des médecins.

Le mode de rémunération des médecins présente aussi, selon les départements, et pourra continuer à présenter des différences assez notables. Le médecin est payé tantôt par abonnement, tantôt proportionnellement aux services rendus, d'après le nombre de ses visites ou bien encore d'après le nombre des malades soignés, ou d'après celui des personnes portées sur les listes d'indigents, ou d'après le chiffre de la population. Ici l'on tient compte, là on ne tient pas compte des distances parcourues ; l'on accorde ou l'on n'accorde pas des indemnités spéciales pour les visites de nuit, etc. Même diversité en ce qui concerne la rémunération des sages-femmes.

Le Conseil général choisira entre ces pratiques diverses ; il pourra même accepter une combinaison nouvelle, pourvu que soit toujours maintenu le principe que l'assistance devra être donnée à domicile, toutes les fois qu'elle pourra l'être utilement. Il n'échappera pas à l'assemblée départementale qu'avec le paiement à l'abonnement, on risque d'augmenter au-delà du nécessaire le nombre des hospitalisations.

Les départements dans lesquels fonctionne déjà un service de médecine gratuite auront moins à faire que les autres pour se conformer aux prescriptions de la loi, mais leur expérience ne servira pas qu'à eux seuls ; ceux qui sont demeurés jusqu'à ce jour en dehors du service profiteront des résultats obtenus dans les départements voisins ou similaires.

Détermination des circonscriptions hospitalières.

C'est aussi le Conseil général qui déterminera les infirmeries et les hôpitaux auxquels sera rattaché chaque commune ou syndicat de communes, ainsi qu'il est prévu

54

à l'article 3 : je n'ai pas à revenir sur ce point. J'ajoute seulement que la désignation du Conseil général sera obligatoire pour les établissements qui en auront été l'objet : ceux-ci n'auront du reste aucun désir de se soustraire à cette obligation, puisque, au moins au point de vue financier, cette désignation ne créera pas pour eux des charges nouvelles.

Dans le cas où il serait impossible d'assurer sur certains points le service à raison de l'absence de tout médecin, vous m'en aviseriez en me faisant connaître les circonscriptions restant à desservir et le minimum de la rémunération sur laquelle un médecin pourrait compter dans chacune d'elles.

Création de nouveaux hôpitaux.

Si les établissements existants étaient décidément insuflisants, et s'il n'était pas possible de les agrandir assez pour répondre aux exigences de la loi, il faudrait construire de nouveaux hôpitaux. Cette nécessité se présentera rarement : presque partout, avec une bonne organisation du service à domicile et l'installation de nombreux dispensaires, la quantité de lits existants ou pouvant être facilement créés dans les établissements actuels, sera suffisante. En cas de constructions à faire, c'est encore le Conseil général qui prononcera. La loi du 10 août 1871 donne aux assemblées départementales le droit de délibérer sur les créations d'institutions départementales d'assistance publique. Celle du 15 juillet 1893 ne fait qu'une application déterminée de ce principe général. Le cas échéant, vous ne manquerez pas de me communiquer, au cours de l'instruction, les plans et devis des projets de ces nouveaux hôpitaux, ou des modifications de quelque importance nécessitées dans les établissements existants par l'application de la loi, afin que je puisse provoquer l'avis du conseil des inspecteurs généraux de l'assistance publique, conformément à l'article 15 du décret du 15 juin 1891 (1).

Les hôpitaux créés par le Conseil général seront, comme le reste du service, sous votre autorité. Vous les administrerez au même titre que toute autre branche des services départementaux. La jurisprudence est établie sur ce point (voir décret en Conseil d'État du 24 avril 1881 annulant une délibération du Conseil général de l'Aude : *Les conseils généraux*, tome II, in-8°, Berger-Levrault, 1890, page 562).

Répartition de la dépense entre les communes et le département.

Le dernier point qui devra faire l'objet de la réglementation du Conseil général, c'est la répartition de la dépense du service entre les communes et le département. Le projet du gouvernement laissait aux conseils généraux, pour établir cette répartition en tenant compte du degré de pauvreté ou de richesse des communes, la même liberté qu'ils ont pour la répartition des dépenses des aliénés. Le législateur a maintenu la rédaction du projet, mais, en introduisant dans la loi le troisième paragraphe de

(1) Article 15 : Le Conseil des inspecteurs généraux (section des établissements de bienfaisance), donne son avis sur les travaux de construction des hospices ou hôpitaux.

l'article 27, et le barème A, qui détermine la part de la dépense à couvrir par les communes « eu égard à la valeur du centime additionnel », il a évidemment limité sur ce point l'intervention du Conseil général.

Le Conseil général délibérera en la matière, non point définitivement, mais dans les conditions prévues par l'article 48 de la loi du 10 août 1871. Ceci va être plus complètement expliqué à propos de l'article 5.

ART. 5.

A défaut de délibération du Conseil général sur les objets prévus à l'article précédent, ou en cas de suspension de la délibération en exécution de l'article 49 la loi du 10 août 1871 (1), il peut être pourvu à la réglementation du service par un décret rendu dans la forme des règlements d'administration publique.

Organisation par décret à défaut de délibération du Conseil général.

Le Conseil général a toute liberté pour organiser au mieux des convenances locales le nouveau service d'assistance. Mais le respect de l'initiative des pouvoirs locaux ne pouvait aller jusqu'à la tolérance d'une organisation évidemment insuffisante ; c'eût été la négation même du principe. Dans ce cas, la délibération pourra être suspendue (art. 49 de la loi du 10 août 1871) et vous devrez

---

(1) Article 49 : Les délibérations prises par le Conseil général, sur l'une des matières énumérées à l'article précédent, sont exécutoires si, dans le délai de trois mois, à partir de la clôture de la session, un décret motivé n'en a pas suspendu l'exécution.

m'adresser votre rapport et vos propositions dans le plus bref délai, puisque la loi de 1871 n'accorde au gouvernement que trois mois à partir de la clôture de la session pour rendre le décret qui prononce cette suspension.

Il a fallu également prévoir, si invraisemblable que fût l'hypothèse, le cas où un Conseil général se refuserait à délibérer.

Dans l'un et l'autre cas, le gouvernement assurera le service par un décret rendu en Conseil d'État. Ce décret devra se rapprocher autant que possible du règlement que le Conseil général aurait dû élaborer : il devra, dès lors, tenir compte des conditions locales, dans la limite des exigences reconnues d'ordre public par la loi. Ce sont là des circonstances de fait que vous auriez à étudier avec le plus grand soin et que vous exposeriez d'une manière précise. Vous joindriez à votre rapport un projet de règlement.

Quel que soit d'ailleurs le règlement délibéré par le Conseil général, vous m'en ferez parvenir sans retard une copie, comprenant les tarifs annexés.

TITRE II.

Domicile de secours.

Art. 6.

Le domicile de secours s'acquiert :

1° Par une résidence habituelle d'un an dans une

commune postérieurement à la majorité ou à l'émancipation;

2° Par la filiation. L'enfant a le domicile de secours de son père. Si la mère a survécu au père, ou si l'enfant est un enfant naturel reconnu par sa mère seulement, il a le domicile de sa mère. En cas de séparation de corps ou de divorce des époux, l'enfant légitime partage le domicile de l'époux à qui a été confié le soin de son éducation;

2° Par le mariage. La femme, du jour de son mariage, acquiert le domicile de secours de son mari. Les veuves, les femmes divorcées ou séparées de corps, conservent le domicile de secours antérieur à la dissolution du mariage ou au jugement de séparation.

Pour les cas non prévus dans le présent article, le domicile de secours est le lieu de naissance jusqu'à la majorité ou à l'émancipation.

Acquisition du domicile de secours.

La fixation du domicile de secours a pour objet de déterminer la collectivité qui a le devoir de secourir l'indigent malade et qui, en conséquence, supporte en première ligne la charge de ce secours.

La loi nouvelle substitue au système de celle du 24 vendémiaire an II des règles moins compliquées et plus respectueuses des liens de famille.

Le domicile de secours peut s'acquérir désormais :

1° Par la résidence ;

2° Par la filiation ;

3° Par le mariage.

Résidence.

I. — La résidence acquisitive de domicile de secours est une résidence habituelle d'un an dans une commune, postérieurement à la majorité ou à l'émancipation.

Le projet du gouvernement portait « une résidence de deux ans » Le rapport du projet de loi à la Chambre des députés indique dans les termes suivants les motifs qui ont décidé la commission à restreindre ce terme à un an : « Le projet de loi du gouvernement introduisait encore une modification relativement à la durée de séjour nécessaire pour acquérir le domicile de secours : il la portait de un an à deux ans. Ce changement n'a pas paru à la Commission suffisamment justifié Depuis un siècle, on est habitué à la disposition en vigueur et ce n'est pas contre elle que se sont élevées les objections auxquelles a donné lieu la loi de vendémiaire. Lors de l'enquête faite en 1873 par l'Assemblée nationale, les Conseils généraux, questionnés à ce sujet, répondirent au nombre de quarante six. Six seulement demandèrent que le délai fût augmenté ; tous les autres furent d'avis qu'il fallait le laisser à un an ou même le réduire à six mois. Il est probable que les 40 conseils généraux qui n'ont pas fait connaitre leur opinion étaient ou indifférents ou partisans du *statu quo*. Nous pensons donc qu'il n'y a pas lieu de toucher à cette disposition. »

La durée de la résidence est d'une manière générale fixée à un an ; il n'y a donc plus à distinguer, comme sous le régime de la loi de vendémiaire an II, suivant que l'assisté a ou non « loué ses services à un ou plusieurs particuliers ».

Le lieu de résidence n'est pas nécessairement, quoiqu'il soit le plus ordinairement, le lieu du domicile légal (art. 102 et suivants du code civil). Il suffit d'une résidence de fait, mais la loi exige qu'elle soit « habituelle », ce qui implique dans la demeure un caractère de fixité. La législation électorale qui réclame aussi pour l'inscription sur les listes des conditions de *résidence* sous le nom de *domicile réel* et la jurisprudence à laquelle l'interprétation de ce terme a donné lieu permettront de résoudre la plupart des difficultés.

La loi du 15 juillet 1893 ne demande pas, pour faire courir le délai d'un an, une inscription au greffe de la mairie, comme le faisait l'article 5 du titre V de la loi du 24 vendémiaire. Cette formalité est d'ailleurs tombée depuis longtemps en désuétude.

Filiation.

II. — Afin de conserver aux membres d'une même famille un même domicile de secours, l'article 6 attribue à l'enfant le domicile de secours du père et, dans le cas de survivance de la mère ou de reconnaissance d'un enfant naturel par la mère seule, le domicile de secours de la mère. Enfin, en cas de séparation de corps ou de divorce, l'enfant légitime partage le domicile de secours de l'époux à qui a été confié le soin de son éducation. La loi est assez précise pour qu'à cet égard aucune contestation ne soit à prévoir.

Mariage.

III. — Le même désir d'unifier le domicile de secours

des divers membres de la famille, a conduit le législateur
à faire partager à la femme, du jour du mariage, le domicile de secours de son mari. La loi de vendémiaire récla-
mait de la nouvelle épouse une habitation de six mois
dans la commune où l'union avait été contractée. Cette
union, cause d'acquisition du domicile du secours, venant
à cesser par la mort du mari, le divorce ou la séparation
de corps, la femme conserve cependant le domicile de
secours qu'elle avait acquis par le mariage, c'est-à-dire le
domicile de secours du mari : il est à peine nécessaire de
faire observer que ce domicile n'est pas forcément le même
que le domicile du jour du mariage. Le mari, et par suite
sa femme, peuvent en effet avoir acquis depuis un autre
domicile de secours, et c'est ce domicile du mari, au
moment de la dissolution du mariage ou du jugement de
séparation, qui continue à être le domicile de secours de la
femme, bien entendu jusqu'à ce qu'elle l'ait perdu par un
des moyens prévus à l'article 7.

Lieu de naissance.

Enfin, pour les cas non prévus par les trois premiers
paragraphes de l'article 6, le domicile de secours est le
lieu de la naissance jusqu'à la majorité ou l'émancipation,
ou plus exactement jusqu'à ce que la majorité ou l'émancipation aient permis à l'intéressé, devenu libre de ses
actes, d'acquérir un nouveau domicile ou de perdre celui
qu'il tenait du fait de la naissance. A titre d'exemple pour
l'application du dernier paragraphe, on peut citer l'enfant
naturel, que ni le père ni la mère n'auraient reconnu et

qui n'appartiendrait pas au service des enfants assistés (voir art. 9) : cet enfant a son domicile de secours dans la commune où il est né. Il conserve ce domicile jusqu'au jour où, étant majeur ou émancipé, il en a acquis un autre par une résidence habituelle d'un an.

ART. 7.

Le domicile de secours se perd :

1° Par une absence ininterrompue d'une année postérieurement à la majorité ou à l'émancipation ;

2° Par l'acquisition d'un autre domicile de secours.

Si l'absence est occasionnée par des circonstances excluant toute liberté de choix de séjour ou par un traitement dans un établissement hospitalier situé en dehors du lieu habituel de résidence du malade, le délai d'un an ne commence à courir que du jour où ces circonstances n'existent plus.

Perte du domicile de secours.

L'article 7 précise les cas dans lesquels se perd le domicile de secours, dans lesquels par conséquent la commune ou le département cesse d'être tenu de la dépense d'assistance aux malades privés de ressources qui ont pu avoir le domicile de secours dans cette commune ou ce département.

Absence.

La durée de l'absence qui entraîne la perte du domicile de secours est d'un an. Il n'est donc plus indispensable qu'un nouveau domicile de secours soit acquis pour que l'ancien soit perdu. Mais si à cette absence d'un an n'a pas correspondu une résidence acquisitive du domicile de secours, l'ancien domicile de secours se trouve exonéré. L'absence doit être ininterrompue. Des absences réitérées, se produisant à intervalles rapprochés et dont la durée totale excéderait une année, ne suffiraient pas pour faire perdre le domicile de secours.

De même encore l'absence doit être volontaire. Si elle est occasionnée par des circonstances excluant toute liberté de choix de séjour ou par un traitement dans un établissement hospitalier situé en dehors du lieu habituel de résidence des malades, elle ne fait pas courir le délai d'un an nécessaire pour que le domicile de secours soit perdu. Ce délai ne pourra courir utilement qu'à partir du moment où ces circonstances ou bien ce traitement ont pris fin. Les circonstances excluant toute liberté de choix du séjour seront notamment la présence sous les drapeaux, l'internement dans un asile d'aliénés, dans un dépôt de mendicité, l'emprisonnement, etc.

Enfin, l'absence doit être postérieure à la majorité ou à l'émancipation. Jusqu'à cette époque, le domicile de secours est celui des parents, et le mineur, n'étant pas libre d'acquérir un domicile, ne peut pas davantage perdre celui qu'il a.

Acquisition d'un autre domicile de secours.

L'acquisition d'un nouveau domicile de secours fait perdre au malade celui qu'il possédait antérieurement, l'assistance ne lui étant due que par une seule collectivité.

Cette acquisition d'un autre domicile de secours est réglée par l'article 6.

Art. 8.

A défaut de domicile de secours communal, l'assistance médicale incombe au département dans lequel le malade privé de ressources aura acquis son domicile de secours.

Quand le malade n'a ni domicile de secours communal, ni domicile de secours départemental, l'assistance médicale incombe à l'État.

Absence de domicile de secours communal.

Les règles édictées par les articles 6 et 7 pour l'acquisition et la perte d'un domicile de secours communal permettent de constater que, dans des hypothèses assez fréquentes, pour des individus sans résidence fixe, le domicile de secours aura été perdu dans une commune sans avoir été acquis dans une autre. Ainsi, une personne a quitté depuis plus d'un an la commune du domicile de secours, sans avoir résidé habituellement pendant un an dans une autre commune : sera-t-elle considérée comme n'ayant pas de domicile de secours? sera-t-elle exclue du bénéfice de l'assistance médicale gratuite? Non; mais une distinction est ici nécessaire.

Domicile de secours départemental.

Si le malade qui a perdu le domicile de secours communal a résidé un an dans diverses communes du même département, il aura acquis dans ce département un domicile de secours départemental qui impliquera pour le département l'obligation de faire face aux dépenses d'assistance médicale. La loi crée donc, à côté du domicile de secours communal, un domicile de secours départemental qui s'acquiert et qui se perd conformément aux règles posées par les articles 6 et 7 pour le domicile communal. En fait, le domicile de secours départemental s'acquiert plus aisément, puisqu'il suffit de résider un an dans des communes différentes d'un même département.

Assistance à la charge de l'État.

Si le malade n'a ni domicile de secours communal ni domicile de secours départemental, l'assistance médicale, dit la loi, incombe à l'État. L'obligation de l'État n'a ainsi qu'un caractère subsidiaire. Elle n'interviendra que s'il y a impossibilité d'assigner à l'assisté aucun domicile de secours.

Art. 9.

Les enfants assistés ont leur domicile de secours dans le département au service duquel ils appartiennent, jusqu'à ce qu'ils aient acquis un autre domicile de secours.

Domicile de secours des enfants assistés.

Cet article règle en une seule phrase deux cas distincts : 1° celui où l'enfant assisté est placé dans un département autre que celui au service duquel il appartient ; 2° celui où l'enfant assisté, arrivé à sa majorité, n'a pas encore acquis par lui-même un domicile de secours.

Un enfant assisté, tant qu'il est inscrit sur les contrôles des pupilles de l'assistance, ne peut acquérir un domicile de secours; en cas de maladie, quel que soit son lieu de placement, il doit être soigné aux frais du service auquel il appartient. C'est ainsi que le département de la Seine procure les soins médicaux aux enfants assistés, placés dès les premiers jours de leur naissance dans un autre département, et ne l'ayant jamais quitté. Ce devoir d'assistance, indépendant du lieu où a été placé le pupille, est rappelé dans un passage de l'exposé des motifs, où il est dit que « les enfants assistés sont les pupilles du département, ses enfants adoptifs, et que, par suite, ils ont leur domicile de secours dans le département au service duquel ils appartiennent, même si en fait ils ont été placés dans un autre département ».

Mais voici l'enfant arrivé à sa majorité, ou bien émancipé : le voici donc en situation d'acquérir un domicile de secours, et il acquerra en effet un domicile de secours communal par un séjour d'un an dans une commune. Mais dans l'intervalle ? La loi n'a pas voulu que pendant cet intervalle il n'eût aucun domicile de secours. Elle a donc décidé que jusqu'à ce qu'il ait acquis un domicile de secours nouveau, le devoir d'assistance médicale à son égard incombera au département sur les contrôles duquel il était inscrit.

TITRE III.

Bureau et liste d'assistance.

ART. 10.

Dans chaque commune, un bureau d'assistance assure le service de l'assistance médicale.

La commission administrative du bureau d'assistance est formée par les commissions administratives réunies de l'hospice et du bureau de bienfaisance, ou par cette dernière seulement, quand il n'existe pas d'hospice dans la commune.

A défaut d'hospice ou de bureau de bienfaisance, le bureau d'assistance est régi par la loi du 21 mai 1873 (art. 1 à 5), modifié par la loi du 5 août 1879, et possède, outre les attributions qui lui sont dévolues par la présente loi, tous les droits et attributions qui appartiennent au bureau de bienfaisance.

Bureau d'assistance.

On a été depuis longtemps frappé de l'inconvénient que présente la dissémination entre divers pouvoirs de moyens d'assistance ayant entre eux des liens étroits.

Cependant l'unité de direction des principaux services communaux d'assistance n'avait été, jusqu'à la loi de 1893, réalisée que pour la ville de Paris. (Loi du 10 janvier 1849.)

Composition de la commission administrative.

Le conseil supérieur de l'assistance publique, consulté par le gouvernement sur l'opportunité de généraliser cette réforme, a émis à l'unanimité le vœu, dans sa séance du 28 février 1890, que « dans les communes où il n'existe ni établissement hospitalier ni bureau de bienfaisance il soit créé un bureau d'assistance réunissant dans ses mains tous les services d'assistance publique ».

Le conseil supérieur demandait aussi que, toutes les fois que la chose serait possible, la commission administrative de l'hospice et celle du bureau de bienfaisance fussent réunies, leurs patrimoines restant distincts. (Fascicules du conseil supérieur, n° 31, p. 83.)

Le législateur de 1893 a eu la même préoccupation de créer l'unité de direction des services d'assistance, en respectant, dans la plus large mesure, les institutions existantes, et en créant un organe unique là où il n'existe rien.

C'est cette préoccupation qui s'est traduite dans la rédaction de l'article 10, due à la Chambre des députés.

Le premier alinéa pose en principe que toute commune sera pourvue d'un bureau d'assistance (1); le second

(1) Pour justifier cette création, le rapporteur du projet de la loi à la Chambre des députés reproduisait le passage suivant du rapport présenté au conseil supérieur par M. le Dr Dreyfus-Brisac : « La commune devant être le pivot de l'assistance, il est de toute nécessité qu'elle possède un organisme chargé d'en diriger les services. Cet organisme ne saurait être que le bureau de bienfaisance, ou, pour mieux dire, le *bureau d'assistance*. Le principe de l'assistance communale implique donc la création d'une telle institution dans chaque commune. » (Fascicules du conseil supérieur de l'assistance publique, n° 22, p. 16.)

assure l'unité de direction des services, sans porter atteinte à l'individualité des institutions qui fonctionnent actuellement; le troisième renferme deux dispositions, l'une qui pourvoit à la formation de la commission administrative du bureau d'assistance là où ne préexiste aucune commission pouvant en fournir les éléments; l'autre qui assure une représentation légale aux pauvres devant être secourus à domicile dans les communes dépourvues de bureau de bienfaisance. M. Rey disait à ce sujet, dans son rapport à la Chambre des députés (p. 24) : « En accordant au bureau d'assistance tous les droits et attributions du bureau de bienfaisance, on en fait un organisme complet, qui commencera par remplir les obligations restreintes qui lui sont imposées par la nouvelle loi, mais qui sera prêt pour se livrer aux autres œuvres d'assistance au fur et à mesure que ses ressources se développeront. »

La réunion des deux commissions administratives n'est pas sans précédents. Elle se produit déjà lorsque ces commissions ont à discuter des intérêts communs, notamment pour l'assistance à domicile des vieillards ou infirmes aux frais des hospices et hôpitaux. (Loi du 21 mai 1873, art. 7.)

Le législateur respecte donc les types anciens d'établissements de bienfaisance ; mais ce respect s'arrête devant la nécessité de conférer au nouveau bureau toutes les attributions que comporte son rôle dans le service obligatoire de l'assistance médicale. En conséquence, il y a dévolution du bureau de bienfaisance au bureau d'assistance des droits et attributions se rapportant à l'assistance médicale à domicile (1).

(1) Pour la dévolution des ressources correspondantes, il faut se reporter à l'article 30 ci-après.

Quatre cas peuvent se présenter.

PREMIER CAS. — *La commune possède un bureau de bienfaisance et un établissement hospitalier.* La commission administrative de l'établissement hospitalier garde toutes ses attributions. La commission administrative du bureau de bienfaisance garde ses attributions, sauf celles qui ont trait à l'assistance médicale. La commission administrative du nouveau bureau d'assistance se compose des deux commissions administratives réunies et, sauf des circonstances spéciales, comme le seraient l'insuffisance des lits d'hôpital pour les malades de la commune, ou le rattachement de la commune à un grand hôpital pour les maladies graves, n'a dans ses attributions que l'assistance médicale à domicile.

DEUXIÈME CAS. — *La commune possède seulement un bureau de bienfaisance.* La commission administrative du bureau de bienfaisance garde également ses attributions, sauf en ce qui concerne l'assistance médicale à domicile. La commission administrative du nouveau bureau d'assistance, qui n'est autre que la commission du bureau de bienfaisance, a dans ses attributions l'assistance médicale à domicile, et tout ce qui concerne l'hospitalisation des malades.

TROISIÈME CAS. — *La commune possède seulement un établissement hospitalier.* La commission administrative de l'établissement hospitalier garde toutes ses attributions. La commission administrative du nouveau bureau d'assistance, qui est la même que celle de l'établissement hospitalier, a tous les droits et attributions d'un bureau de bienfaisance, tels qu'ils résultent des lois antérieures (1).

Quatrième cas. — *La commune ne possède ni bureau de bienfaisance ni établissement hospitalier*. La commission administrative du nouveau bureau d'assistance, composée comme l'eût été la commission administrative d'un bureau de bienfaisance, réunit dans ses mains les services d'assistance publique, ainsi que le conseil supérieur en avait émis le vœu.

Pour ce dernier cas, des instructions spéciales vous ont été déjà données par la circulaire de mon département du 3 août 1893, et vous vous y référerez si vous n'avez pas encore constitué les commissions administratives de tous les bureaux d'assistance. Je me borne à vous signaler l'intérêt qu'il y aura à choisir pour délégués de l'administration les personnes les mieux à même de connaître et d'apprécier les besoins des populations sous le rapport de l'assistance médicale. Là où l'on pourrait trouver des médecins indépendants du service, par exemple ayant cessé d'exercer, et où les circonstances locales permettront de s'adresser à eux, vous jugerez sans doute qu'il est avantageux de faire appel à leur concours.

Présidence du bureau d'assistance.

La présidence appartiendra en principe au maire, ou à l'adjoint, ou au conseiller municipal remplissant dans leur

(1) Droit de faire des quêtes dans les lieux publics, droit des pauvres sur les spectacles et autres fêtes, etc.; représentation de la collectivité des pauvres de la commune, notamment pour l'acceptation des dons et legs ayant pour objet l'assistance à domicile, même lorsque les libéralités auront une affectation autre que l'assistance médicale.

plénitude les fonctions de maire. En cas d'absence du président de droit, la présidence passe au vice-président, à son défaut, au plus ancien des administrateurs présents, et, à défaut d'ancienneté, au plus âgé. (Loi du 21 mai 1873, art. 3.) Quelle que soit la personne qui exerce les fonctions de président, elle aura voix prépondérante en cas de partage (id.), et cela en toute circonstance. (Arrêt du Conseil d'État du 3 juillet 1866.)

Il n'y aura lieu d'élire un vice-président que lorsque le bureau d'assistance sera constitué avec des éléments nouveaux ou qu'il sera formé des deux commissions administratives.

Art. 11.

Le président du bureau d'assistance a le droit d'accepter, à titre conservatoire, des dons et legs et de former, avant l'autorisation, toute demande en délivrance.

Le décret du président de la République ou l'arrêté du préfet qui interviennent ultérieurement ont effet du jour de cette acceptation.

Le bureau d'assistance est représenté en justice et dans tous les actes de la vie civile par un de ses membres que ses collègues élisent à cet effet au commencement de chaque année.

L'administration des fondations, dons et legs qui ont été faits aux pauvres ou aux communes, en vue d'assurer l'assistance médicale, est dévolue au bureau d'assistance.

Les bureaux d'assistance sont soumis aux règles qui

*régissent l'administration et la comptabilité des hos-
pices, en ce qu'elles n'ont rien de contraire à la présente loi.*

Caractère du bureau d'assistance.

Le bureau d'assistance constitue, du seul fait de la loi,
un établissement public et jouit de la personnalité civile
au même titre que les hospices et bureaux de bienfaisance.

Les actes de la vie civile du bureau d'assistance sont soumis en principe à des règles analogues à celles qui régissent les hospices.

Acceptation provisoire de dons et legs.

Le président du bureau d'assistance peut, à titre conservatoire, accepter les dons et legs faits en faveur de l'assistance médicale et cette acceptation provisoire a les
mêmes effets que si la libéralité s'adressait à une commune
(loi du 5 avril 1884, art. 113).

Vous remarquerez qu'à la différence de ce que prévoit
l'article 11 de la loi du 7 août 1851 pour les hospices, le
président n'a pas besoin, pour accepter provisoirement,
d'être habilité par une délibération de la Commission administrative ; néanmoins, toutes les fois que cela sera
possible, il sera bon que le président agisse de concert avec
la commission.

Représentation dans les actes de la vie civile.

Le bureau pourra être représenté en justice et dans tous
les actes de la vie civile par un seul de ses membres ; cette
disposition évite des complications. Le président du bureau,

c'est-à-dire le maire, sera souvent absorbé par des occupations multiples : il convenait dès lors d'accorder au bureau d'assistance la faculté de désigner, pour cette représentation, un autre de ses membres, lequel sera délégué annuellement comme le sont déjà les ordonnateurs des hospices et des bureaux de bienfaisance d'après le décret du 31 mai 1862, article 555 (1).

Il va de soi que l'administrateur délégué ne saurait agir qu'en vertu et en exécution des délibérations prises par la commission administrative, celle-ci ayant seule en principe le droit de décision.

Administration des fondations.

Le bureau d'assistance pourra avoir, dès sa création, un patrimoine à administrer, là où existent des fondations charitables qui, en l'absence d'établissement de bienfaisance ayant qualité pour les revendiquer, étaient possédées directement par la commune ou par le maire au nom des pauvres. L'administration de ces fondations lui serait dévolue soit en vertu du dernier paragraphe de l'article 10, soit en vertu du quatrième paragraphe de l'article 11.

D'après l'article 10, il administrera, comme tenant lieu de bureau de bienfaisance, dans les communes où cet établissement fait défaut, toutes les fondations, dons et legs faits en vue de l'assistance à domicile des indigents autres

---

(1) Article 555 : Les commissions administratives des établissements de bienfaisance désignent un de leurs membres, lequel, sous le titre d'ordonnateur, est exclusivement chargé de la délivrance des mandats aux créanciers de l'établissement pour les dépenses régulièrement autorisées.

que les malades. Il ne saurait en être autrement puisque cet
article lui donne tous les droits et attributions des bureaux
de bienfaisance.

D'après l'article 11, il administrera, en tant qu'organe
communal du nouveau service, toutes les fondations, dons
et legs faits en vue de l'assistance des malades, à domicile
ou dans un hôpital, qui ne font pas déjà partie de la dotation d'un établissement existant. Les hospices ou les hôpitaux et les bureaux de bienfaisance conservent en effet
l'intégralité de leur dotation : elles les conservent du moins
quant au capital, les revenus des biens destinés au soulagement des malades devant être employés comme il est dit
à l'article 30. Mais il peut se trouver que les fondations
pour l'assistance médicale aient été faites dans une commune dépourvue de bureau de bienfaisance et d'hospice, ou
que la spécialité de leur objet s'oppose à ce qu'elles soient
possédées par un des établissements anciens, par exemple
s'il s'agit de libéralités tendant à faciliter le placement des
malades de la commune dans un hôpital voisin.

Emploi des revenus des fondations.

Quant aux revenus de la dotation immédiate ou future
du bureau d'assistance, ils serviront, avant toutes autres
ressources, à faire face aux dépenses communales du service, à l'exception seulement de ceux produits par des fondations que le bureau d'assistance administrera, comme
faisant fonction de bureau de bienfaisance, conformément
aux intentions des bienfaiteurs (art. 25 et 30).

En tout ce qui n'est pas contraire à la loi du 15 juillet 1893, les règles applicables à l'administration et à la comptabilité des hospices président à l'administration et à la comptabilité des bureaux d'assistance. Vous vous référerez à cet égard aux dispositions de la loi du 7 août 1851, reproduite ci-après, notamment aux articles 8, 9, 10 et 12.

Art. 12.

La commission administrative du bureau d'assistance, sur la convocation de son président, se réunit au moins quatre fois par an.

Elle dresse, un mois avant la première session ordinaire du conseil municipal, la liste des personnes qui, ayant dans la commune leur domicile de secours, doivent être, en cas de maladie, admises à l'assistance médicale, et elle procède à la revision de cette liste un mois avant chacune des trois autres sessions.

Le médecin de l'assistance ou un délégué des médecins de l'assistance, le receveur municipal et un des répartiteurs désigné par le sous-préfet, peuvent assister à la séance avec voix consultative.

C'est le bureau d'assistance qui doit procéder le premier à l'établissement de la liste des personnes admises à l'assistance médicale.

La formation de cette liste, qui fait l'objet des articles 12, 13, 14 et 15, les demandes en inscription ou en radiation, les réclamations y relatives et le jugement de ces réclamations (art. 16, 17 et 18), sont soumis, en principe et autant que le permet la différence des situations, aux règles consacrées par la législation existante en matière de listes électorales. Vous aurez donc à vous inspirer des instructions données par mon administration à cet égard, notamment de la circulaire du 30 novembre 1884, en tant qu'elles ne sont contraires ni à la loi du 15 juillet 1893, ni à la présente circulaire.

La liste est dressée par la commission administrative du bureau d'assistance un mois avant la première session ordinaire du conseil municipal, et revisée un mois avant chacune des autres sessions du conseil municipal.

Bien que le bureau d'assistance ait ainsi plutôt à formuler des propositions qu'à faire œuvre définitive, il importe qu'il soit procédé par lui avec un soin extrême à la formation de la liste.

La liste doit être *dressée* intégralement au début de chaque année, et seulement *revisée* tous les trimestres ; il ne faut pas en effet de liste permanente « qui finirait par être confondue », comme le dit l'exposé des motifs, « avec celle du bureau de bienfaisance, et où des familles prendraient l'habitude d'être inscrites ».

La liste d'assistance doit comprendre toutes les personnes qui ont dans la commune leur domicile de secours et dont on peut penser raisonnablement que, si elles tombent malades dans le cours du trimestre, elles auront besoin, en tout ou en partie de l'assistance médicale gratuite. Ainsi que j'ai eu l'occasion de le faire remarquer sous l'article premier, ces personnes ne sont pas nécessairement dans un

état d'indigence attesté par un certificat de non-imposition
ou par l'inscription sur la liste du bureau de bienfaisance :
ce sont bien les individus dénués habituellement de ressources, mais ce sont aussi ceux dont la situation de famille
et de fortune est telle que, suivant toute probabilité, ils
seraient privés de ressources le jour où la maladie survien-
drait.

Adjonction à la commission du receveur municipal, d'un répartiteur et du médecin ou d'un délégué des médecins.

Pour l'établissement de la liste d'assistance, la loi adjoint
à la commission administrative des collaborateurs qui
seront en position de la seconder utilement. Ainsi la participation du receveur municipal et d'un des répartiteurs à
l'œuvre de la commission sera précieuse : mieux que personne ils pourront fournir des renseignements exacts sur
la situation de fortune de tel ou tel. Le sous-préfet dési-
gnera celui des répartiteurs qui sera chargé d'éclairer la
commission.

L'intervention du médecin de l'assistance ou d'un délégué des médecins de l'assistance constituera une garantie
sérieuse contre l'extension abusive de la liste, puisque
l'intérêt professionnel du corps médical, d'accord avec celui
des finances publiques, sera que les secours soient réservés
à ceux qui ne pourraient se suffire.

L'article dit : « le médecin de l'assistance ou un *délégué des médecins de l'assistance...* » Cette dernière
expression est destinée à sauvegarder les droits du corps
médical dans les départements qui auront adopté le système

dans lequel il n'y a pas un médecin désigné pour chaque circonscription (voir ci-dessus, art. 3).

Ces collaborateurs de la commission administrative *peuvent assister* à la séance, dit l'article 12. D'après les explications fournies au Sénat par le commissaire du gouvernement (séance du 11 juillet 1893), ces mots « peuvent assister » déterminent un droit. La loi n'a pas dit « assistent », afin de ne pas donner à croire que leur présence est une condition essentielle pour la validité des délibérations. Mais qui dit « peuvent assister » dit « ont droit d'assister.» Ce droit serait illusoire si la convocation n'était pas obligatoire. Ainsi le médecin de l'assistance ou le délégué des médecins devra être nécessairement convoqué aux séances du bureau quand il s'agira de dresser ou de réviser la liste d'assistance. Comme le receveur municipal et le répartiteur, il n'aura que voix consultative : le législateur n'a pas voulu lui attribuer un pouvoir de décision dans une question qui le touche personnellement.

Art. 13.

La liste d'assistance médicale doit comprendre nominativement tous ceux qui seront admis aux secours, lors même qu'ils sont membres d'une même famille.

Inscription nominative sur la liste.

La liste d'assistance comprend *nominativement* tous ceux qui, en cas de maladie, sont appelés à bénéficier de l'assistance médicale, lors même qu'ils sont membres d'une même famille.

Cette prescription a pour but de ménager les finances publiques et d'éviter les abus auxquels a donné lieu le fonctionnement du service de la médecine gratuite dans certains départements, où l'usage était de comprendre sur les listes des familles et non des personnes. Il peut arriver que dans une même famille certains membres soient dépourvus de ressources, tandis que d'autres sont en état de se suffire à eux-mêmes. Une liste dressée par famille aurait indûment admis ceux-ci aux secours. L'inscription du mari n'impliquera donc pas celle de la femme ; ni l'inscription du père ou de la mère, celle des enfants. Tous les membres de la famille devront être inscrits individuellement sur la liste, si chacun d'eux réunit les conditions qui lui permettent d'y figurer.

Mais il y aura des cas nombreux où il n'en sera pas ainsi. Par exemple, le père travaille ; il n'a pour vivre que le produit de son travail, lequel d'ailleurs lui suffit pour entretenir sa famille. Qu'un de ses enfants tombe malade, il pourra pourvoir à cette nécessité. Mais si c'est lui-même que la maladie atteint, il n'a plus le moyen de payer le médecin et le pharmacien ; il en est de même si sa femme ou ses enfants tombent malades pendant qu'il est malade lui-même. Dans ce cas, il devra être porté sur la liste, et les autres membres de sa famille seulement pour le cas où il serait malade lui-même.

Il n'y aura qu'une liste d'assistance sans distinction entre ceux qui seraient admis aux secours médicaux seulement et ceux qui seraient admis tout à la fois aux secours médicaux et aux secours pharmaceutiques : mais comme le fait ressortir l'exposé des motifs : « l'inscription sur la liste ne constitue pas un droit à l'assistance ; par suite, la commission administrative du bureau a toujours la faculté de mesurer l'assistance aux besoins actuels des individus secourus », et d'établir ainsi les catégories que la loi n'a pas rendues obligatoires.

ART. 14.

La liste est arrêtée par le conseil municipal, qui délibère en comité secret : elle est déposée au secrétariat de la mairie.

Le maire donne avis du dépôt par affiches aux lieux accoutumés.

Comment le Conseil municipal arrête la liste.

L'inscription sur la liste d'assistance engage éventuellement les finances communales ; c'est pourquoi le conseil municipal est appelé non à donner un avis, mais à arrêter la liste. Il délibère sur ce point en comité secret. La circulaire du 15 mai 1884, commentant l'article 54 de la loi municipale, conseillait déjà de recourir au comité secret toutes les fois qu'il s'agit d'affaires où l'intérêt privé se trouve en opposition avec l'intérêt communal, et, d'une manière générale, toutes les fois qu'il s'agit de questions personnelles. Cette faculté devient une obligation pour le conseil municipal lorsqu'il est appelé à arrêter la liste d'assistance. Bien que la loi ne le spécifie pas, il va de soi que, pour les mêmes motifs, le comité secret est également obligatoire pour la revision de la liste.

Dépôt au secrétariat de la mairie.

Mais le droit de réclamation que l'article 16 ouvre aux habitants et contribuables de la commune comporte nécessairement une certaine publicité des listes. Celles-ci devront être déposées au secrétariat de la mairie, afin que tout contribuable ou habitant puisse en prendre communication sans déplacement.

Avis de dépôt.

D'un autre côté, un délai de vingt jours étant imparti pour former les réclamations (art. 16), il y avait lieu de fixer le point de départ de ce délai, qui court à dater du dépôt: c'est pourquoi, le maire doit donner, par affiches, avis du dépôt de la liste au secrétariat de la mairie : ni la délibération ni la liste ne doivent être affichés.

ART. 15.

Une copie de la liste et du procès-verbal constatant l'accomplissement des formalités prescrites par l'article précédent est en même temps transmise au sous-préfet de l'arrondissement.

Si le préfet estime que les formalités prescrites par la loi n'ont pas été observées, il défère les opérations, dans les huit jours de la réception de la liste, au conseil de préfecture, qui statue dans les huit jours et fixe, s'il y a lieu, le délai dans lequel les opérations annulées seront refaites.

Recours au conseil de préfecture contre les opérations relatives à l'établissement des listes.

Le recours que vous ouvre l'article 15 est emprunté aux articles 3 et 4 du décret réglementaire du 2 février 1852 sur les élections. La loi de 1893 a seulement élargi les délais que ce décret fixe, soit à vous, soit au conseil de préfecture ; vous avez un délai de huit jours, à dater de la réception du procès-verbal, pour introduire votre recours ; de son côté, le conseil de préfecture a un délai de huit jours pour statuer sur votre recours. Il est à peine besoin d'ajouter qu'en cette matière, toute administrative, le conseil de préfecture ne siégera pas publiquement.

Vous n'aurez pas, d'ailleurs, et le conseil de préfecture n'aura pas non plus à examiner la composition de la liste d'assistance, au point de vue du fond : votre appréciation portera uniquement sur la question de savoir si les formalités légales ont été exactement remplies.

L'article 15 n'est pas applicable au cas où le travail de confection ou de revision de la liste d'assistance aurait été complétement omis. Dans cette hypothèse, et par analogie avec la solution admise en matière de listes électorales (décision du conseil d'État, statuant au contentieux, du 22 mars 1875, circulaire du ministre de l'intérieur du 30 novembre 1881), le conseil de préfecture ne peut impartir de nouveaux délais. C'est au préfet, chargé d'assurer l'exécution des lois, qu'il appartient de prendre les mesures nécessaires pour qu'il soit immédiatement procédé au travail d'établissement ou de revision de la liste d'assistance, et ensuite au dépôt de la liste au secrétariat de la mairie, les délais accordés pour former les réclamations en inscription ou en radiation ne devant d'ailleurs courir que du jour du dépôt.

Art. 16.

Pendant un délai de vingt jours à compter du dépôt, les réclamations en inscription ou en radiation peuvent être faites par tout habitant ou contribuable de la commune.

Réclamation contre la formation de la liste d'assistance.

La loi a ouvert aux réclamations un champ plus large que n'avait fait le projet du gouvernement. Elle accorde le droit de réclamer à tout habitant ou contribuable, par conséquent à l'intéressé lui-même ou à un membre de sa famille ; il suffit, pour avoir qualité, d'habiter la commune ou d'y être inscrit au rôle des contributions. Le législateur a voulu donner les facilités les plus grandes, soit pour obtenir la radiation d'individus inscrits indûment, soit pour réclamer l'inscription de personnes que la commission administrative du bureau ou le conseil municipal aurait écartées à tort. La formation de la liste ne doit être influencée ni par le favoritisme, qui imposerait au service une charge injustifiée, ni par une économie excessive, qui priverait des secours nécessaires ceux en faveur desquels la loi a été faite.

Le droit de réclamation n'appartient pas d'ailleurs à une personne qui résiderait temporairement dans la commune, ou qui s'y trouverait accidentellement de passage. Il appartient à « tout habitant » et à « tout contribuable ». Un citoyen peut connaître ceux qui habitent la même commune que lui et être en situation de fournir des indications utiles, même s'il ne paie pas de contributions dans cette commune ; tel sera souvent le cas de ceux qui réclameront l'inscription pour eux-mêmes ou pour leurs proches. D'autre part, des personnes peuvent payer des contributions dans la commune, être ainsi financièrement intéressés à ce que la liste y soit limitée, et n'y pas *habiter* (1).

La réclamation sera introduite dans la forme administive ; il suffira qu'elle contienne le nom et l'adresse du réclamant, le nom et l'adresse de la personne dans l'intérêt de qui ou contre qui elle est formée, l'énoncé des motifs sur lesquels elle est fondée ; elle est affranchie du timbre en vertu de l'article 32 de la loi elle-même. Comme il n'est pas dit entre les mains de qui elle doit être déposée, j'estime qu'elle doit être remise au sous-préfet, président de la commission cantonale prévue à l'article 17 ; il conviendra de la frapper du timbre à date dès son arrivée à la sous-préfecture ou à la préfecture pour l'arrondissement chef-lieu : il en sera donné récépissé si le réclamant le demande.

Le délai imparti pour réclamer sera calculé suivant les règles que la jurisprudence a fixées pour le délai ouvert en matière électorale aux réclamations dirigées contre la décision de la commission chargée de dresser les tableaux de rectification (loi du 7 juillet 1874, art. 2).

Il conviendra que la personne dont l'inscription ou la radiation serait demandée soit avertie afin qu'elle puisse présenter ses observations ; cet avertissement sera donné

(1) « *Habitant*, celui qui habite, fait sa demeure fixe en un lieu » (Littré).

sans frais et contiendra l'indication sommaire des motifs
invoqués par le réclamant.

Art. 17.

*Il est statué souverainement sur ces réclamations,
le maire entendu ou dûment appelé, par une commission cantonale composée du sous-préfet de l'arrondissement, du conseiller général, d'un conseiller d'arrondissement dans l'ordre de nomination et du juge de
paix du canton.*

*Le sous-préfet ou, à son défaut, le juge de paix
préside la commission.*

Commission cantonale.

Le projet du gouvernement donnait au sous-préfet la
faculté de se faire suppléer par un délégué; cette faculté
a disparu dans le texte adopté par les Chambres. Il conviendra donc que le sous-préfet, à moins de cas de force
majeure, assiste aux travaux de la commission. Ce lui sera
une occasion de s'enquérir sur place du fonctionnement
des services d'assistance et de visiter l'hospice si le chef-
lieu de canton en possède un.

C'est au sous-préfet, comme président, qu'il appartiendra de fixer le jour où la commission se réunira et d'a-
dresser les convocations.

La commission statuera, le maire entendu ou dûment
appelé. Le maire, en sa qualité de président du bureau
d'assistance et de président du conseil municipal a pris
part à l'élaboration et à la formation de la liste d'assistance. Il pourra, à ce titre, fournir à la commission can-

tonale d'utiles renseignements pour l'instruction des demandes en radiation ou en inscription.

Toutefois, la présence du maire n'est pas indispensable pour que la commission cantonale puisse statuer valablement ; il suffit que le maire ait été « dûment appelé » ; il devra être convoqué et ce soin incombe naturellement au sous-préfet, président ; comme cette convocation est obligatoire, il convient qu'elle soit faite par notification administrative, de telle sorte qu'il soit possible de rapporter la preuve de l'accomplissement de la formalité.

Il va de soi que la commission pourra prendre pour s'éclairer tous les moyens qu'elle jugera utiles ; elle pourrait, par exemple, appeler et entendre le médecin du service, le receveur municipal ou un répartiteur.

La présidence de la commission appartient au sous-préfet ou, à son défaut, au juge de paix. La loi, en portant à quatre le nombre des membres de la commission, lequel n'était que de trois dans le projet du gouvernement, n'a pas, en cas de partage des voix, accordé la prépondérance au vote du président. Il appartiendra aux membres de la commission de s'inspirer de l'esprit de conciliation et de leur dévouement aux intérêts des pauvres pour aboutir à un vote utile. Si tous les membres sont présents, il faudra trois voix pour modifier la décision prise par le conseil municipal et déférée à la commission. Il n'y a, en effet, adoption qu'autant qu'il y a majorité. (Traité de droit politique, électoral et parlementaire par E. Pierre, n° 763.)

Art. 18.

Le président de la commission donne, dans les huit

'jours, avis des décisions rendues au sous-préfet et au maire, qui opèrent sur la liste les additions ou les retranchements prononcés.

Formation définitive de la liste d'assistance.

L'accord s'étant établi entre le sous-préfet et le maire pour arrêter définitivement la liste conformément aux décisions prises par la commission, le sous-préfet vous l'adressera et il conviendra que le maire en remette une copie :

1° Au médecin de l'assistance médicale, ou au délégué des médecins du service ;

2° A l'hôpital, ou, si le conseil général a adopté l'organisation que j'ai exposée sous l'article 3, aux deux hôpitaux (infirmerie et hôpital général) auxquels sera rattachée la commune.

Art. 19.

En cas d'urgence, dans l'intervalle de deux sessions, le bureau d'assistance peut admettre provisoirement, dans les conditions de l'article 12 de la présente loi, un malade non inscrit sur la liste.

En cas d'impossibilité de réunir à temps le bureau d'assistance, l'admission peut être prononcée par le maire, qui en rend compte, en comité secret, au conseil municipal dans sa plus prochaine séance.

Admission aux secours de l'assistance des malades non inscrits sur la liste :
1° Maladies chroniques.

La décision du bureau d'assistance, admettant des malades aux secours, par raison d'urgence, dans l'intervalle de deux sessions du conseil municipal, sera prise dans les conditions de l'article 12, c'est-à-dire que le médecin de l'assistance ou un délégué des médecins de l'assistance, le receveur municipal et un des répartiteurs désigné par le sous-préfet, pourront assister à la séance avec voix consultative et que ces trois personnes devront être convoquées.

Si le maire juge qu'il n'y a pas possibilité de réunir à temps la commission administrative du bureau, circonstance qui se présentera sans doute rarement pour les maladies chroniques, il peut admettre lui-même le malade aux secours, mais à la charge d'en rendre compte, en comité secret, au conseil municipal dans sa plus prochaine séance. Cette obligation constitue une garantie pour les finances municipales ; vous tiendrez la main à ce que les prescriptions de la loi à cet égard soient exactement observées.

Art. 20.

En cas d'accident ou de maladie aiguë, l'assistance médicale des personnes qui n'ont pas de domicile de secours dans la commune où s'est produit l'accident ou la maladie incombe à la commune, dans les conditions prévues à l'article 21, s'il n'existe pas d'hôpital dans la commune.

L'admission de ces malades à l'assistance médicale est prononcée par le maire qui avise immédiatement le préfet, et en rend compte, en comité secret, au conseil municipal dans sa plus prochaine séance.

Le préfet accuse réception de l'avis et prononce dans les dix jours sur l'admission aux secours de l'assistance.

2° Maladies aiguës et accidents.

Cet article est un des plus importants de la loi. Il ne faut pas qu'un malade sans ressources puisse rester sans secours. Il n'y a plus ici de question de domicile ni d'inscription sur une liste.

L'article 1er de la loi du 7 août 1851 a posé cette règle que les hôpitaux sont tenus de recevoir, sans condition de domicile, les individus privés de ressources qui tombent malades dans la commune, siège de l'établissement hospitalier. Il n'est pas dérogé à cette règle, mais elle est insuffisante. D'une part, l'article 1er de la loi de 1851 ne parle que des secours hospitaliers : elle est muette en ce qui concerne les secours médicaux à domicile, et c'est à ceux-ci qu'il convient de recourir en principe, ainsi que l'avait très judicieusement décidé le législateur de vendémiaire. D'autre part, l'article 1er assure le secours seulement au pauvre que la maladie atteint dans une commune pourvue d'un établissement hospitalier destiné à recevoir des malades ; or, il y a en France 31,929 communes (sur 36,144) qui n'en sont pas pourvues. C'est cette double lacune que l'article 20 a pour but de combler.

Tout individu privé de ressources, atteint par la maladie ou par un accident, doit être immédiatement soigné. Si son cas exige l'hospitalisation et que la maladie ou l'accident se soit produit dans une commune pourvue d'un hôpital, son traitement restera à la charge de l'hôpital (art. 1er de la loi du 7 août 1851). S'il peut être soigné à domicile, ou si, devant être hospitalisé, il se trouve dans une commune non pourvue d'un hôpital, c'est la commune où l'accident se sera produit, où la maladie se sera déclarée, qui sera tenue, dans les limites fixées par la loi, de fournir à ce blessé, à ce malade l'assistance médicale soit à l'hôpital, soit à domicile.

En cas d'une des maladies transmissibles dont la déclaration a été rendue obligatoire par la loi du 30 novembre 1892 (1), la collectivité a l'intérêt le plus évident à ce que le maire prononce immédiatement l'admission aux secours, même de ceux qui n'auraient pas leur domicile de secours dans la commune. On peut dire qu'il agira ainsi par extension des attributions de police municipale que lui donne l'article 97, paragraphe 6, de la loi du 5 avril 1884.

L'article 20 a donc pour objet de faire profiter les personnes privées de ressources, atteintes de maladies aiguës, d'une part des secours médicaux à domicile dans toutes les communes de France, d'autre part de l'hospitalisation, même lorsque la commune où elles tombent malades n'est pas pourvue d'un établissement hospitalier. Ce dernier bienfait n'était jusqu'ici assuré par la loi du 7 août 1851 qu'aux malades atteints dans une commune pourvue d'un hôpital.

Afin que le remboursement des frais d'assistance puisse

(1) Voici la liste de ces maladies d'après l'arrêté ministériel du 23 novembre 1893. 1° Fièvre typhoïde. 2° Typhus exanthématique. 3° Variole ou varioloïde. 4° Scarlatine. 5° Diphtérie (croup et angine couenneuse); 6° Suette miliaire. 7° Choléra et maladies cholériformes. 8° Peste. 9° Fièvre jaune. 10° Dysenterie. 11° Infections puerpérales, lorsque le secret au sujet de la grossesse n'aura pas été réclamé. 12° Ophtalmie des nouveaux-nés.

être réclamé immédiatement, le maire, après avoir prononcé l'admission, avise le préfet sans retard : celui-ci
accuse réception de l'avis et prononce dans les dix jours
sur l'admission aux secours de l'assistance. La décision
préfectorale détermine le domicile de secours de l'assisté
et sert de base au recours de la commune dans les conditions prévues à l'article 21.

Art. 21.

*Les frais avancés par la commune en vertu de l'article précédent, sauf pour les dix premiers jours de
traitement, sont remboursés par le département
d'après un état régulier dressé conformément au tarif
fixé par le conseil général.*

*Le département qui a fourni l'assistance peut exercer son recours contre qui de droit. Si l'assisté a son
domicile de secours dans un autre département, le
recours est exercé contre le département, sauf la faculté pour ce dernier d'exercer à son tour son recours
contre qui de droit.*

Recours de la commune.

Le secours donné immédiatement, sans recherche de
domicile, sans certitude de recours, tel est le principe posé
par l'article 20. L'article 21 apporte à son application un
tempérament équitable. Lorsque l'admission au secours
aura été prononcée par le préfet, la commune où par
hypothèse l'assisté n'a pas son domicile de secours ne restera tenue définitivement que de la dépense des dix premiers jours de traitement. Il est juste qu'elle ait une part

dans la dépense, car d'un côté, le plus souvent, elle aura bénéficié antérieurement du travail de l'assisté ; et de l'autre, on peut présumer qu'en maintes circonstances elle aura une certaine responsabilité dans la maladie. Il est bien entendu d'ailleurs, ainsi que l'a déclaré le commissaire du Gouvernement devant le Sénat, dans la séance du 11 juillet 1893, que « pour cette dépense comme pour toutes les autres, la commune profitera de la subvention départementale telle qu'elle est prévue au tableau A » (voir ci-après article 27).

Pour le surplus, la dépense sera payée par le service départemental, et le département exercera son recours contre qui de droit. Il ne serait pas juste, en effet, que la collectivité du domicile de secours, par exemple la commune qui a fait figurer l'assisté sur sa liste d'assistance, qui aura ainsi reconnu sa dette envers lui, fut exonérée de toute charge par cela seul que l'assisté est tombé accidentellement malade sur le territoire d'une autre commune.

Je crois devoir vous faire remarquer que l'article 21 arme le département seul d'un droit de recours ; les établissements hospitaliers continuent à être soumis à l'application de l'article 1ᵉʳ de la loi du 7 août 1851 et n'ont pas de recours à exercer, même pour la part de la dépense excédant les dix premiers jours de traitement. Cela résulte de la discussion dont l'article 21 a été l'objet devant le Sénat et des explications fournies à cette occasion par le commissaire du gouvernement.

Les frais que le département aura à rembourser ne devront l'être que sur un état régulier dressé conformément au tarif fixé par le conseil général, en vertu de l'article 4 et d'après les règles posées à l'article 31.

Vous aurez à exercer le recours du département contre qui de droit, c'est-à-dire, suivant les cas, contre les personnes tenues à la dette alimentaire, contre toutes autres personnes, sociétés ou corporations, tenues à l'assistance médicale envers le secouru, enfin contre la collectivité qui pourrait être débitrice de l'assistance. Sur ce dernier point toutefois, il convient d'observer que si l'assisté a son domicile de secours dans un autre département, c'est contre ce département que vous exercerez votre recours, ce qui se fera naturellement par voie administrative. Ce département, de son côté, après avoir acquitté la dette, se trouvera substitué aux droits de recours que vous auriez pu invoquer si le malade avait eu son domicile de secours dans votre département.

ART. 22.

L'inscription sur la liste prévue à l'article 12 continue à valoir pendant un an, au regard des tiers, à partir du jour où la personne inscrite a quitté la commune, sauf la faculté pour la commune de prouver que cette personne n'est plus en situation d'avoir besoin de l'assistance médicale gratuite.

Durée des effets de l'inscription sur la liste d'assistance.

L'inscription sur la liste d'assistance continue à valoir pendant un an au regard des tiers, à partir du jour où la personne inscrite a quitté la commune. Il ne faut pas que la commune qui a, par l'inscription, reconnu sa dette d'assistance envers un de ses citoyens, puisse se décharger de son obligation en rayant le nom de ce citoyen de la liste le jour où il quitte la commune. Elle doit rester responsable au regard des tiers, c'est-à-dire au regard des collectivités administratives qui ont fourni l'assistance.

Cette responsabilité, d'ailleurs, ne saurait durer indéfiniment. La loi la limite au temps nécessaire pour acquérir ou perdre le domicile de secours, c'est-à-dire à un an.

Mais, dira la commune d'origine, la situation de cet individu, que vous avez secouru à ma place, s'est améliorée; il n'y a plus de raison pour le secourir gratuitement; s'il fût demeuré chez moi, il eût été rayé de la liste le trimestre suivant; vous avez, vous qui me réclamez les dépenses de son traitement, été imprudent en l'admettant à l'assistance: ce n'est pas à moi à payer les frais de votre imprudence. Une telle situation se présentera sans doute rarement : il fallait cependant la prévoir. C'est ce qu'a fait la loi. Votre prétention est peut-être justifiée, répond-elle à la commune d'origine. Justifiez-la donc. Si vous la justifiez, vous ne devrez rien. Mais il faut que vous la justifiiez, et c'est à vous qu'incombe le fardeau de la preuve car, en inscrivant l'individu sur votre liste, vous avez créé la présomption qu'il devait être secouru en cas de maladie.

Si, d'ailleurs, la commune d'origine prouve en effet que c'est à tort que l'individu a été soigné gratuitement, ce sera au service ayant à tort accordé ses soins gratuits à en garder la charge.

L'on peut encore supposer que l'assisté aura acquis au

cours de l'année un autre domicile dans une troisième commune, par exemple par le mariage (article 6, § 3), et aura été inscrit dans cette troisième commune. C'est cette dernière qui devrait payer les frais dépassant les dix premiers jours de traitement. Mais, ici encore, le fardeau de la preuve incomberait à la commune d'origine, l'inscription de l'assisté sur la liste suffisant, jusqu'à preuve contraire, pour dégager le département où le secours a été donné.

Art. 23.

Le préfet prononce l'admission aux secours de l'assistance médicale des malades privés de ressources et dépourvus d'un domicile de secours communal.

Le préfet est tenu d'adresser, au commencement de chaque mois, à la commission départementale ou au ministre de l'intérieur, suivant que l'assistance incombe au département ou à l'État, la liste nominative des malades ainsi admis pendant le mois précédent aux secours de l'assistance médicale.

Malades sans domicile de secours communal.

Les malades qui n'ont pas de domicile de secours communal et qui remplissent cependant pour l'admission aux secours les conditions générales prévues à l'article 1er, recevront l'assistance médicale soit du département, soit de l'État.

Dans l'un et l'autre cas c'est à vous, Monsieur le Préfet, qu'il appartiendra de prononcer l'admission.

Le fait du domicile départemental se présentera plus fréquemment qu'on ne l'a quelquefois prévu. D'après les *Résultats statistiques du dénombrement de* 1886, sur 100 Français, 23,5 en moyenne étaient originaires du département, mais d'une commune autre que celle où ils étaient recensés. Il est évident que de ces 23 personnes plusieurs auront habité leur nouvelle résidence un temps suffisant pour y acquérir le domicile de secours communal ; mais il en y aura aussi qui, ayant quitté leur commune d'origine depuis plus d'un an et y ayant ainsi perdu le domicile communal, n'en auront pas encore acquis un nouveau ; celles-là auront le domicile départemental ; c'est au département qu'incomberont les frais de leur assistance médicale,

A raison de la difficulté des moyens d'information et de contrôle, il ne sera pas dressé de liste d'assistance départementale. Vous déciderez sur chaque cas en particulier. De même que le maire, aux termes de l'article 19, prononce certaines admissions, à charge d'en rendre compte au conseil municipal, de même, après avoir prononcé l'admission à l'assistance départementale, vous devrez en rendre compte à la commission départementale dès sa plus prochaine réunion, en lui soumettant, au commencement de chaque mois, la liste nominative des malades admis pendant le mois précédent.

Enfin, dans les cas, qui seront probablement assez rares, où le malade n'aurait ni domicile de secours communal, ni domicile départemental, l'assistance incombera à l'État. Vous m'adresserez au commencement de chaque mois la liste nominative des malades admis dans ces conditions pendant le mois précédent. Vous indiquerez, autant que possible, pour chacun d'eux, ses résidences successives au cours des douze derniers mois. Si le renseignement ne peut être fourni, vous donnerez les raisons de cette impossibilité. Enfin, vous produirez copie du certificat médical et du certificat justifiant le manque de ressources sur le vu desquels vous aurez cru devoir prononcer l'admission.

Représentant les intérêts de l'État et ménager de ses ressources, vous ne sauriez, Monsieur le Préfet, mettre trop de soins à prescrire toutes recherches, à ordonner toutes enquêtes de nature à vous permettre d'établir le domicile de secours communal ou départemental de l'assisté afin d'éviter à l'État des charges qui ne devraient pas lui incomber.

La loi du 15 juillet 1893 impose l'obligation de l'assistance médicale en première ligne à la commune ; ce n'est qu'à défaut de la commune qu'intervient le département et subsidiairement l'État. Il ne faudra jamais perdre de vue ce principe essentiel dans l'application de la loi.

TITRE IV.

Secours hospitaliers.

ART 24.

Le prix de journée des malades placés dans les hôpitaux aux frais des communes, des départements ou de l'État est réglé par arrêté du préfet, sur la proposition des commissions administratives de ces établis-

*sements et après avis du conseil général du départe-
ment, sans qu'on puisse imposer un prix de journée
inférieur à la moyenne du prix de revient constaté
pendant les cinq dernières années.*

Fixation du prix de journée dans les établissements hospitaliers.

L'article 3 a déterminé les conditions dans desquelles
l'hôpital peut réclamer le remboursement du prix de
journée des malades admis au compte des communes, du
département ou de l'État; il reste à préciser la quotité de
ce prix de journée.

Il s'agit ici de concilier les intérêts des malades, des
communes, du département, et de l'État, avec ceux des
établissements hospitaliers qui sont en possession de droits
propres et d'une personnalité distincte.

C'est l'objet de l'article 24 qui confie à l'autorité préfectorale le soin de régler le prix de journée par arrêté,
sur la proposition des commissions hospitalières et après
avis du conseil général du département, sans que ce prix
de journée puisse être inférieur à la moyenne du prix de
revient constaté pendant les cinq dernières années.

Cette disposition s'inspire de la loi du 7 août 1851, dont
l'article 3 décidait que le prix de journée, dans les hospices et hôpitaux, pour les malades des communes privées
d'établissements hospitaliers, serait fixé par le préfet,
d'accord avec la commission des hospices et hôpitaux.

L'article 24 vous confère une attribution délicate. Le
législateur a pensé que, par votre qualité d'agent de l'État,
de représentant du département, de tuteur à la fois des

communes et des établissements hospitaliers, vous étiez désigné pour sauvegarder dans la mesure équitable chacun des intérêts en présence.

Vous fixerez le prix pour chaque hôpital séparément.

Le premier élément dont vous aurez à tenir compte, ce seront les propositions de la commission hospitalière. Ces propositions, que vous provoquerez sans retard, seront communiquées par vous, accompagnées de vos observations au conseil général. Cette assemblée donnera son avis. La délibération de l'assemblée départementale, qui aura toujours pour vous une grande importance, ne constitue pourtant qu'un avis. Cela résulte sans conteste des travaux préparatoires. Le Sénat avait adopté en première délibération (séance du 16 mars 1893) un amendement aux termes duquel « le prix de journée était arrêté par le préfet sur la proposition des commissions administratives *conformément à la décision* du conseil général du département ». En deuxième lecture, le Sénat (séance du 11 juillet 1893) est revenu au texte actuel : le prix de journée est réglé par arrêté du préfet, sur la proposition des commissions administratives et *après avis* du conseil général du département. » Ce retour au texte proposé a été justifié principalement par la considération qu'en cette affaire les intérêts du département et ceux de l'hôpital sont opposés, et qu'à l'une des parties en cause ne peut appartenir le droit de décision.

Le prix de journée ne devra en aucun cas être inférieur à la moyenne du prix de revient constaté pendant les cinq dernières années.

C'est là un minimum établi par la loi en vue de sauvegarder les intérêts hospitaliers : fixer toujours systématiquement le prix de journée à ce minimum ne serait ni juste ni conforme à l'esprit de la loi.

La moyenne du prix de revient constaté pendant les cinq dernières années devra être établie conformément aux règles tracées par le questionnaire que mon administration vous a adressé en 1888 pour les hôpitaux et hospices (questions n°s 279 et 297). Je rappelle que, pour déterminer le prix de journée, il y a lieu de fixer d'abord la part que prennent dans les dépenses celles affectées à la gestion des biens, aux services annexes, aux secours à domicile, aux grosses réparations et travaux d'amélioration, conformément au tableau ci-après :

ANNÉES.	DÉPENSES AFFERENTES				TOTAL
	à la gestion des biens.	aux services annexés.	aux secours à domicile.	aux grosses réparations et travaux d'amélioration.	
1	2	3	4	5	6
18					
18					
18					
18					
18					
TOTAL de 18 à 18					

Le prix de revient de la journée sera ensuite obtenu en retranchant du total des dépenses ordinaires effectuées au cours des cinq années envisagées le nombre porté au total de la 6° colonne de ce tableau et en divisant le reste par le nombre de journées d'hospitalisés fournies pendant la même période.

Lorsque le prix de journée aura été ainsi établi, il est à désirer qu'il ait quelque fixité. La loi du 15 juillet 1893 ne parle pas expressément d'un délai de revision ; mais il est permis de conclure des termes de l'article 24 qu'en règle générale la revision ne devra avoir lieu que tous les cinq ans. C'est le délai imparti par la loi du 7 juillet 1877 et par le décret du 1er août 1879 pour la revision du prix de journée dans les hôpitaux en ce qui concerne le traitement des malades militaires, et la disposition de l'article 24, ainsi qu'en témoigne l'exposé des motifs, a été inspirée par la législation spéciale au traitement des militaires dans les hôpitaux civils.

Les règles ci-dessus rappelées pour la détermination du prix de journée vous amèneront à exercer un contrôle encore plus précis et une surveillance plus minutieuse sur les budgets des hospices. Vous trouverez dans l'application de la loi du 15 juillet un nouveau motif de relever et de réformer les abus possibles de la comptabilité hospitalière : vous aurez soin de réduire et de maintenir dans de justes limites les dépenses du personnel ; celles-ci sont parfois exagérées, et cette exagération fait monter à un chiffre trop élevé le prix de revient de la journée de traitement. Vous veillerez aussi à ce que le service de l'économat soit partout organisé et régulièrement tenu, vous souvenant que la comptabilité-matières est trop souvent l'objet des justes critiques de l'inspection générale. Des négligences de ce côté causent une déperdition de ressources qui désormais aurait pour effet de surcharger indûment les contribuables.

Art. 25.

Les droits résultant d'actes de fondations, des édits d'union ou de conventions particulières sont et demeurent réservés.

Il n'est pas dérogé à l'article 1ᵉʳ de la loi du 7 août 1851.

Tous les lits, dont l'affectation ne résulte pas des deux paragraphes précédents ou qui ne seront pas reconnus nécessaires aux services des vieillards ou incurables, des militaires, des enfants assistés et des maternités seront affectés au service de l'assistance médicale.

Obligations spéciales des établissements hospitaliers.

La loi de 1893 ne déroge pas à l'article 1ᵉʳ de la loi du 7 août 1851. Les établissements hospitaliers continueront, par suite, à recevoir et à soigner gratuitement les individus privés de ressources qui tombent malades dans la commune siège de l'établissement.

Un certain nombre de communes tiennent d'actes de fondations le droit d'envoyer gratuitement leurs malades dans des hospices voisins. En outre, des édits d'union qui, sous l'ancienne monarchie, ont supprimé les léproseries ou maladreries, et réuni leurs biens à ceux d'hospices, ont imposé à ceux-ci la charge de recevoir, jusqu'à concurrence des revenus desdits biens, les malades des paroisses sur lesquelles ces léproseries et maladreries étaient situées.

La loi réserve expressément ces droits acquis.

Pour bien établir ces obligations et les disponibilités qui subsistent, il y a lieu de faire dresser pour chaque hôpital ou hôpital-hospice (I) un état des lits existant à la date de la promulgation de la loi. Le relevé des lits sera fait par un délégué spécial de l'autorité préfectorale (sous-préfet, conseiller de préfecture, inspecteur des enfants assistés), qui s'aidera des renseignements fournis par la commission administrative, laquelle attestera l'exactitude du travail. En cas de dissentiment, il vous en sera référé. De même, si l'attribution de certains lits ne peut être déterminée séance tenante, il sera fait une réserve à leur sujet dans le procès-verbal de l'opération qui devra être dressé sur place. Vous ne manquerez pas d'appeler l'attention particulière de votre délégué sur l'importance de la mission que vous lui confierez et sur la nécessité de procéder à une vérification personnelle de façon à sauvegarder les droits des diverses catégories de malheureux.

L'état comprendra, en indiquant si l'affectation est obligatoire ou facultative (2) :

---

(1) C'est-à-dire tout établissement hospitalier public recevant des malades autres que des malades spéciaux. Beaucoup de petits établissements sont qualifiés simplement *hospices* ; on ne devra pas s'arrêter à la dénomination courante, mais rechercher si la destination de l'établissement comporte l'admission des malades généraux.

(2) L'état devra porter mention des actes qui ont créé l'affectation obligatoire. En ce qui concerne les lits militaires, il indiquera la date et la durée des conventions.

1º Les lits affectés aux vieillards ou aux incurables ;

2º Les lits affectés aux militaires ;

3º Les lits affectés aux services :

    a) Des enfants assistés ;

    b) Des maternités (1) ;

    c) Des malades spéciaux tels que les aliénés et les vénériens (2) ;

    d) Des passagers indigents ;

4º Les lits affectés aux malades payants ;

5º Les lits affectés aux malades ordinaires.

Cette dernière catégorie représentera le minimum (3) des lits dont pourra disposer le nouveau service lorsqu'on en aura déduit :

1º Les lits de malades qui doivent rester à la disposition de particuliers ou de communes en vertu de fondations, d'édits d'union, de conventions particulières ;

2º Les lits occupés par des individus tombés malades dans la commune où est situé l'établissement. Le nombre de ces lits sera nécessairement variable ; il suffira, pour

---

(1) Les femmes en couches étant assimilées à des malades par l'article premier de la loi, il n'y aura lieu de porter à l'article 3 de l'état les lits de maternités que lorsque ceux-ci formeront un service bien distinct du service général des malades.

(2) Les services d'isolement pour les contagieux devant rester ouverts aux malades du nouveau service sous la seule réserve qu'on n'y admettra que des personnes atteintes des affections qui y sont traitées, il n'y a pas lieu d'en tenir compte à l'article 3 de l'état.

(3) A ce nombre viendront s'ajouter les lits des diverses catégories dont l'affectation spéciale n'est pas obligatoire et qui ne seront pas reconnus nécessaires pour assurer convenablement le fonctionnement des autres services.

assurer l'exécution de l'article premier de la loi du 7 août 1851, de réserver à cet effet quelques lits vacants, de façon que l'admission des malades reçus à titre gratuit ne se trouve jamais entravée par le manque de place.

L'état ainsi dressé sera doublement utile :

1° Il précisera les obligations particulières des hospices ;

2° Il fournira le moyen de déterminer les ressources hospitalières dont vous aurez à tenir compte pour appliquer l'article 3, en rattachant les diverses communes à un ou plusieurs des hôpitaux voisins, et pour proposer, s'il y a lieu, des agrandissements ou des créations.

Dans ce travail, vous ne perdrez pas de vue que l'assistance à domicile devant être préférée en principe et devant être organisée de manière à parer au plus grand nombre de cas, on peut tabler, en ce qui concerne l'hospitalisation par application de la loi de 1851, sur des besoins moindres que ceux qui se seront produits antérieurement à l'application de la loi du 15 juillet 1893.

Vous remarquerez, d'autre part, que les administrations hospitalières agiraient contre leurs intérêts en essayant de soustraire à cette application de la loi des lits qui ne seraient pas indispensables pour les besoins de la localité, puisque la loi garantit le remboursement des frais occasionnés par les malades que leur enverra le nouveau service.

L'état signé de votre délégué et du président de la commission administrative de l'hospice sera dressé en deux exemplaires; l'un demeurera aux archives de l'établissement, l'autre sera versé aux archives de la préfecture.

TITRE V.

Dépenses, voies et moyens.

Art. 26.

Les dépenses du service de l'assistance médicale se divisent en dépenses ordinaires et dépenses extraordinaires.

Les dépenses ordinaires comprennent :

1° Les honoraires des médecins, chirurgiens et sages-femmes du service d'assistance à domicile ;

2° Les médicaments et appareils ;

3° Les frais de séjour des malades dans les hôpitaux.

Ces dépenses sont obligatoires. Elles sont supportées par les communes, le département et l'État, suivant les règles établies par les articles 27, 28 et 29.

Les dépenses extraordinaires comprennent les frais d'agrandissement et de construction d'hôpitaux.

L'État contribuera à ces dépenses, par des subventions dans les limites des crédits votés.

Chaque année, une somme sera à cet effet inscrite au budget.

Dépense du service de l'assistance médicale. — Dépenses ordinaires.

Le budget du service départemental de l'assistance médicale gratuite se divise naturellement en recettes et en dépenses, les unes normales, les autres exceptionnelles.

L'article 26 énumère d'abord les dépenses ordinaires.

Le tarif et la quotité de ces dépenses sont fixées par le Conseil général, conformément à l'article 4, pour les deux premières catégories (honoraires des médecins et autres praticiens, médicaments et appareils) et par arrêté préfectoral, conformément à l'article 24, pour le prix de journée dans les hôpitaux (voir plus haut le commentaire de ces deux articles).

Grâce au caractère obligatoire de ces dépenses, les hôpitaux sont assurés de pouvoir, dans les cas où ce ne sera pas à eux-mêmes que l'obligation incombera, récupérer les frais avancés par eux. Ils exerceront leur recours contre le service départemental qui centralise toutes les dépenses.

La répartition des dépenses ordinaires entre la commune, le département et l'État se fera conformément aux règles posées par les articles 27, 28 et 29 de la présente loi ; il appartiendra au Conseil général de procéder, sur vos propositions, à cette répartition pour ce qui touche le département et les communes ; la part supportée par le département servira de base au calcul de la subvention de l'État.

Le service de l'assistance médicale gratuite étant un service départemental, les dépenses seront ordonnancées par le préfet, payées par la caisse du trésorier-payeur général ou de ses subordonnés (receveurs particuliers des finances et percepteurs).

Dépenses extraordinaires.

Les dépenses extraordinaires comprennent les frais

d'agrandissement et de construction d'hôpitaux. Elles devront être réduites au plus strict minimum. Je ne saurais trop insister sur ce point. Rien ne serait mieux de nature à compromettre le succès de la loi que l'idée d'une campagne de constructions nouvelles; rien ne serait plus éloigné des intentions de ses auteurs. La bonne organisation du service des secours à domicile devra la plupart du temps écarter la nécessité de créer des hôpitaux; les ressources actuellement inutilisées, comme l'ont prouvé les enquêtes (1), seront sans doute la plupart du temps suffisantes pour faire face aux besoins nouveaux. Je vous adresserai à cet égard des instructions ultérieures; en les attendant, vous pourrez consulter avec fruit le fascicule 42 des publications du conseil supérieur de l'assistance publique.

Mais, s'il y a lieu d'espérer que des constructions seront rarement nécessaires, ce que nous connaissons de l'état actuel de nos hôpitaux autorise à penser que certaines améliorations ou compléments s'imposeront souvent. J'attire plus spécialement votre attention sur quatre points :

1° *Enfants assistés*. — Dans nombre d'hôpitaux dépositaires, les services où sont gardés (généralement trop longtemps) les enfants assistés sont des plus défectueux. Il n'est pas rare que ces enfants soient mêlés aux vieillards et aux malades. Vous profiterez de l'enquête à laquelle vous allez vous livrer pour porter remède dans la mesure du possible à cette situation très fâcheuse. Vous le ferez aux moindres frais possibles. Il arrivera que dans l'hospice

(1) Le 28 février 1890, sur 53,973 lits de malades existant dans les hôpitaux de France, 15,666 n'étaient pas occupés.

existe une école, ce qui est une chose mauvaise. Lorsque vous ne vous heurterez pas à des actes de fondation qui s'y opposeraient, vous vous efforcerez de supprimer l'école, et d'en affecter les locaux au logement, à la nourriture et à la récréation des enfants, qui dès lors seront conduits à l'école communale.

2° *Maternités*. — La loi assimile les femmes en couches aux malades. Vous vous préoccuperez d'assurer dans les hôpitaux le service des femmes en couches dans un local séparé, aussi éloigné que possible de ceux où seront soignées des personnes atteintes de maladies transmissibles, et se prêtant aux exigences de l'antisepsie. Vous n'oublierez pas d'ailleurs, lorsque vous aurez à apprécier le nombre des lits nécessaires au service des accouchements, qu'en cette matière surtout l'assistance à domicile doit être préférée à l'hospitalisation toutes les fois qu'elle peut être donnée avec des garanties sérieuses.

3° *Salles d'opérations*. — Beaucoup d'hôpitaux en sont dépourvus. Elles peuvent être installées à peu de frais dans des conditions excellentes, ainsi que l'hôpital de Chartres en a fait la démonstration (1). Vous les établiriez, naturellement, d'abord dans les grands hôpitaux.

(1) *La salle d'opérations de l'hospice de Chartres.* — Cette salle a été construite conformément aux indications expresses des chirurgiens de l'hôpital.

« Le bâtiment est constitué par un rez-de-chaussée formant une salle éclairée et aérée par trois côtés, et adossée par le quatrième à une maison divisée en chambres pour les pensionnaires et les opérés de l'intérieur. La salle est suffisamment spacieuse ; le sol et les parois sont en ciment lissé à la truelle ; tous les angles sont arrondis et le sol est dressé pour un écoulement facile et

4º *Isolement en vue des maladies transmissibles.* — Là encore, un progrès considérable pourrait être obtenu

régulier des eaux de lavage. Les trois baies d'éclairage sont vitrées et munies de stores qui permettent de régler l'arrivée de la lumière ; les stores sont extérieurs car il ne doit y avoir intérieurement aucune substance infectable. L'éclairage se fait d'ailleurs par une toiture vitrée double, toiture à deux pans inclinés à l'extérieur et plafond horizontal à l'intérieur.

« Le milieu de cette pièce est occupé par un lit d'opérations, système Julliard, modifié par M. Maunoury. Le long des murs, des tablettes de verre posées sur de minces tiges de fer et éloignées de la paroi, permettent de poser les instruments, les bocaux, les barillets de verre pour les liquides désinfectants. Un lavabo, un chauffe-eau et un chauffe-linge à gaz complètent cette installation. La salle d'opérations est séparée du vestibule d'accès par une porte pleine en fer. Elle peut être éclairée le soir par un bec de gaz qui donne une lumière vive et très blanche par l'incandescence d'un anneau de magnésie.

« La ville de Chartres possède ainsi, grâce à M. le Dr Maunoury et à sa commission hospitalière, une installation modèle pour les grandes opérations. Il est intéressant de dresser ici le devis de la dépense que cette installation a occasionnée :

CONSTRUCTION D'UNE SALLE D'OPÉRATIONS A L'HOPITAL DE CHARTRES.

(Années 1886 et 1887).

Chapitre 1er. — Construction.

		fr.	c.
«	1º Maçonnerie et charpente	3.488	22
«	2º Serrurerie	1.619	07
«	3º Couverture	494	93
«	4º Menuiserie	104	46
«	5º Peinture et vitrerie	1.188	06
«	6º Appuis de tablettes de glaces	90	»
«	7º Plomberie	286	»
«	8º Gaz	212	82
«	9º Calorifère pour le chauffage de la salle	583	60
« 10º Stores pour les trois croisées		60	»
« 11º Honoraires de l'architecte		396	90
	TOTAL	8.524	06

à peu de frais. Pour beaucoup d'hôpitaux — je ne parle
pas de ceux des très grands centres, où certaines maladies
contagieuses existent presque à l'état permanent — il serait
sans doute facile d'appliquer à un mal variable, tempo-

Chapitre II. — Mobilier.

« 1° Un lavabo sur consoles, cuvette de 37 centimètres, receveur en faïence, robinets à eau chaude et à eau froide........	250	»
« 2° Un chauffage au gaz en cuivre (modèle spécial), avec chauffe-linge...	350	»
« 3° Petit fourneau portatif à gaz...........................	18	»
« 4° Verrerie : barils de verre, dont un de 50 litres, cuvettes en verre et en porcelaine, flacons et bocaux pour éponges, bains, etc...	135	30
« 5° Filtre Chamberland à sept bougies......................	77	40
« 6° Tubes de caoutchouc	38	25
« 7° Canules..	2	50
« 8° Table d'opération du Dr Julliard, avec réservoir à eau chaude, bâtis en fer, avec deux roulettes, en matelas divisé.....	243	»
« 9° Table, bâtis en fer, avec deux tablettes de glace pour les instruments	67	»
« 10° Escabeau spécial, avec traverse pour les pieds...........	25	»
« 11° Boîte de fer blanc pour les différents objets de pansement.	39	15
« 12° Boîtes à trois bobines de verre pour catgut	40	«
« 13° Tablier de caoutchouc	20	»
« 14° Alèse de caoutchouc, avec tuyau d'écoulement...........	12	»
Port de ces différents objets...........................	57	55
Total......	1.375	15

TOTAUX

« Construction...	8.524	06
« Mobilier...	1.375	15
Total général......	9.899	21

« On voit que la dépense totale n'atteint pas 10.000 francs. *(Revue des
établissements de bienfaisance, 1887, p. 377.)* »

On remarquera qu'il s'agit ici d'un très grand hôpital. Dans d'autres, on
pourra bien faire en dépensant encore moins.

raire, un remède du même caractère au moyen de tentes à double paroi, ou de baraques démontables qui seraient chauffées en hiver, comme un bâtiment en maçonnerie, sauf à se servir d'appareils de chauffage un peu puissants.

La plupart des critiques élevées contre l'usage des tentes ont été motivées par l'emploi de tentes à paroi simple. Les autres défectuosités disparaîtront sans doute lorsque les tentes seront spécialement construites en vue de la destination que je propose de leur donner. Les expériences faites par le ministère de la guerre, et qui ont été dans leur ensemble si favorables, inspirent à cet égard une grande confiance. L'emploi de tentes comme moyen d'isolement constituerait pour l'installation une économie, pour le service une simplification, et pour la désinfection une garantie absolue. L'hôpital aurait en magasin une ou plusieurs de ces tentes. Une maladie infectieuse venant à se déclarer, soit dans l'hôpital, soit au dehors, la tente serait dressée, les malades y seraient soignés, les services intéressant ces malades y seraient concentrés. La maladie terminée, toutes les parties de la tente seraient passées à l'étuve à désinfection qui est le complément de cette organisation, et qui d'ailleurs est de plus en plus considérée comme devant faire partie de l'outillage de tout établissement hospitalier de quelque importance. La tente ainsi désinfectée, beaucoup plus sûrement que ne pourrait l'être un bâtiment quelconque, serait rentrée en magasin, prête pour une nouvelle occurrence.

On compléterait utilement cette organisation s'il était possible de réserver deux chambres de l'hôpital : dans l'une, le malade serait tenu en observation lorsqu'il y aurait doute sur la nature de la maladie ; l'autre serait affectée aux malades reconnus contagieux en attendant le montage de la tente.

Ces améliorations diverses constitueraient de grosses réparations, des agrandissements pour lesquels le département pourrait, en vertu de l'article 26, faire appel à l'aide de l'État.

Art 27.

Les communes dont les ressources spéciales de l'assistance médicale et les ressouces ordinaires inscrites à leur budget seront insuffisantes pour couvrir les frais de ce service sont autorisées à voter des centimes additionnels aux quatre contributions directes ou des taxes d'octroi pour se procurer le complément des ressources nécessaires.

Les taxes d'octroi votées en vertu du paragraphe précédent seront soumises à l'approbation de l'autorité compétente, conformément aux dispositions de l'article 137 de la loi du 5 avril 1884.

La part que les communes seront obligées de demander aux centimes additionnels ou aux taxes d'octroi ne pourra être moindre de 20 p. 100 ni supérieure à 90 p. 100 de la dépense à couvrir, conformément au tableau A ci-annexé.

TABLEAU A

*Servant à déterminer la part de dépense à couvrir par les com-
munes au moyen des ressources extraordinaires (centimes
additionnels et taxes d'octroi) et le montant de la subvention
qui doit leur être allouée pour l'assistance médicale gratuite,
en égard à la valeur du centime additionnel.*

| | PORTION | |
| | DE LA DÉPENSE A COUVRIR | |
VALEUR DU CENTIME COMMUNAL	par les communes au moyen des ressources extraordinaires.	par le département au moyen de ses subventions et de celles de l'État
Au dessous de 20 francs......	20 0/0	80 0/0
De 20 fr. 01 à 40 francs...	25 —	75 —
De 40 fr. 01 à 60 — ...	30 —	70 —
De 60 fr. 01 à 80 — ...	35 —	65 —
De 80 fr. 01 à 100 — ...	40 —	60 —
De 100 fr. 01 à 200 — ...	50 —	50 —
De 200 fr. 01 à 300 — ...	60 —	40 —
De 300 fr. 01 à 600 — ...	70 —	30 —
De 600 fr. 01 à 900 — ...	80 —	20 —
De 900 fr. 01 et au-dessus ...	90 —	10 —

Ressources d'origine communale.

En première ligne des ressources du service figure le
contingent financier obligatoire des communes. Ce contingent sera prélevé d'abord sur la part des recettes attribuées
aux pauvres (droit des pauvres sur les spectacles, produit

des concessions funéraires, etc.) qu'il paraîtra équitable d'affecter aux soins des malades (1).

A ces ressources viendront se joindre les revenus :

1° des dons et legs recueillis par le bureau d'assistance en vue du soulagement des malades ou dont l'administration lui est dévolue à cet effet (art. 11) ;

2° des fondations possédées par les bureaux de bienfaisance ou les hospices pour l'assistance médicale à domicile (art. 30).

Quand ces ressources combinées seront insuffisantes, il sera parfois possible de demander le surplus aux revenus ordinaires des communes.

Ce ne sera que lorsque ces diverses catégories de recettes n'assureront pas le paiement des dépenses de l'assistance médicale à la charge des communes que celles-ci auront le devoir de recourir à l'impôt sous la forme de centimes additionnels aux quatre contributions directes ou sous celle de taxes d'octroi pour se procurer le complément des ressources nécessaires.

En laissant aux communes une latitude assez grande pour la détermination et le choix des recettes du budget

(1) *Droits des pauvres sur les spectacles.* Le produit de ces droits continuera à être affecté aux besoins des hôpitaux et aux secours à domicile de chaque commune, d'après la répartition qui en sera faite par le préfet sur l'avis du sous-préfet. (Arrêté du 7 fructidor, an VIII, art. 2.)

Produit des concessions funéraires. Il appartient au préfet de répartir entre les différents établissements charitables d'une même commune le tiers du produit des concessions dans les cimetières revenant aux pauvres et aux établissements de bienfaisance, en vertu de l'ordonnance du 6 décembre 1843. (Décision du ministre de l'intérieur, du 28 octobre 1874. *Bulletin du ministère de l'intérieur*, 1875, p. 234).

de l'assistance médicale, le législateur a voulu les inté-
resser à la bonne organisation et au fonctionnement du
nouveau service et les engager de plus en plus activement
dans la pratique des libertés locales.

Toutefois, en ce qui concerne les taxes d'octroi, qui
frappent surtout les alcools, une limitation de la latitude
ainsi donnée aux conseils municipaux a paru nécessaire.
Le Trésor qui perçoit des taxes élevées sur les alcools est
en effet intéressé à ce que ce produit ne soit pas imposé
d'une manière excessive au profit des communes. En conséquence, et d'une manière générale, les taxes d'octroi votées
par les conseils municipaux pour accroître les recettes
communales de l'assistance médicale seront soumises à
l'approbation de l'autorité compétente, conformément aux
dispositions de l'article 137 de la loi municipale du 5 avril
1884.

Il résulte de ce qui précède que la charge entière
incombe aux communes capables d'y pourvoir au moyen
des recettes attribuées, des fondations ou des revenus
ordinaires. La participation financière du département ne
se produira dans les proportions fixées au tableau A qu'à
l'égard des communes qui auront été obligées de recourir
à des centimes additionnels ou à des taxes d'octroi. Le
département et l'État ont le plus évident intérêt à ce que
les communes ne recourent à la création de ces ressources
qu'après avoir épuisé celles dont il est question plus haut.
Vous veillerez à ce qu'il en soit ainsi.

J'estime qu'il n'y aura pas à établir de budget ni de
comptes spéciaux pour les bureaux d'assistance lorsque
ceux-ci n'auront pas de patrimoine; les recettes afférentes

au service seraient alors rattachés au budget municipal et la dépense correspondante sera le versement au département du contingent de la commune. Vous tiendrez la main, lors du règlement des budgets et comptes communaux, à ce que les ressources créées en vue de l'exécution de la loi ne soient pas détournées de leur affectation. Lorsque des fondations acquises ou à venir auront constitué au bureau d'assistance une dotation, ces bureaux devront tenir une comptabilité distincte, assujettie aux règles de la comptabilité publique.

Il va de soi que le bureau d'assistance qui serait en même temps bureau de bienfaisance en exécution de l'article 10, et qui aurait un budget à établir devrait faire ressortir d'une manière très nette, dans ce budget et dans ses comptes au moyen de chapitres distincts, d'une part les recettes et les dépenses afférentes à l'assistance médicales gratuite, de l'autre les recette et les dépenses afférentes aux autres modes d'assistance. Vous veillerez à ce qu'aucune confusion ne se produise entre les recettes et les dépenses des deux catégories.

Art. 28.

Les départements, outre les frais qui leur incombent de par les articles précédents, sont tenus d'accorder aux communes qui auront été obligées de recourir à des centimes additionnels ou à des taxes d'octroi des subventions d'autant plus fortes que leur centime sera plus faible, mais qui ne pourront dépasser 80 p. 100 ni être inférieures à 10 p. 100 du produit de ces cen-

times additionnels ou taxes d'octroi, conformément au tableau A précité.

En cas d'insuffisance des ressources spéciales de l'assistance médicale et des ressources ordinaires de leur budget, ils sont autorisés à voter des centimes additionnels aux quatre contributions directes dans la mesure nécessitée par la présente loi.

Participation financière du département.

Les dépenses du nouveau service d'assistance médicale mises à la charge des départements sont de deux sortes :

1° les dépenses départementales proprement dites, c'est-à-dire les frais occasionnés par l'assistance des malades qui ont un domicile de secours départemental (articles 8 et 9);

2° le concours donné au moyen des fonds départementaux aux communes en vue de faciliter l'accomplissement de leur devoir légal d'assistance.

Le concours financier départemental est réservé exclusivement aux communes qui auront été obligées pour faire face à leurs dépenses d'assistance médicale de recourir à des centimes additionnels spéciaux ou à des taxes d'octroi.

De même que, pour les communes, le législateur a prévu le cas où elles ne pourraient subvenir aux dépenses au moyen des ressources spéciales de l'assistance médicale et des ressources ordinaires du budget communal, de même, si pour les dépenses indiquées à l'article 28 ces ressources sont insuffisantes au budget départemental, les conseils généraux devront voter, dans la mesure nécessaire, des centimes additionnels aux quatre contributions directes. Il faut que cette insuffisance soit bien établie pour que l'assemblée départementale s'adresse aux centimes additionnels. Il convient en effet de ne grossir que le moins psssible le nombre des centimes additionnels et de ne pas imposer, hors le cas de besoin absolu, une charge nouvelle aux contribubles.

Pour les départements comme pour les communes, le nombre de centimes n'est limité que par les exigences de l'application de la loi. Toutefois, si le nombre des centimes extraordinaires dépasse la limite du maximum fixé annuellement par la loi de finances, la contribution votée par le Conseil général devra être autorisée par une loi, conformément à l'article 41 de la loi du 10 août 1871.

ART. 29.

L'État concourt aux dépenses départementales de l'assistance médicale par des subventions aux départements dans une proportion qui variera de 10 à 70 p. 100 du total de ces dépenses couvertes par des centimes additionnels et qui sera calculée en raison inverse de la valeur du centime départemental par kilomètre carré, conformément au tableau B ci-annexé.

L'Etat est en outre chargé :

1° Des dépenses occasionnées par le traitement des malades n'ayant aucun domicile de secours ;

2° Des frais d'administration relatifs à l'exécution de la présente loi.

TABLEAU B

Servant à déterminer le montant de la subvention qui doit être allouée par l'État aux départements pour leur part dans les frais de l'assistance médicale, eu égard à la valeur du centime départemental par kilomètre carré.

VALEUR DU CENTIME DÉPARTEMENTAL PAR KILOMÈTRE CARRÉ	COEFFICIENT DE SUBVENTION de l'Etat.	DÉPENSE A COUVRIR par le département.
Au-dessous de 2 francs........	70 0/0	30 0/0
De 2 fr. 01 à 2 fr. 50.......	65 —	35 —
De 2 fr. 51 à 3 francs.......	60 —	40 —
De 3 fr. 01 à 3 fr. 50.......	55 —	45 —
De 3 fr. 51 à 4 francs.......	50 —	50 —
De 4 fr. 01 à 4 fr. 75.......	45 —	55 —
De 4 fr. 76 à 6 francs.......	40 —	60 —
De 6 fr. 01 à 9 —	30 —	70 —
De 9 fr. 01 à 15 —	20 —	80 —
Au-dessus de 15 francs.......	10 —	90 —

Contribution de l'État.

L'État, comme le département, supporte, en matière d'assistance médicale gratuite, deux catégories de dépenses :

1° Les dépenses qui lui sont propres :

2° Les dépenses consistant en subventions aux départements.

1° *Dépenses d'assistance médicale propres à l'Etat.*
— Ces dépenses comprennent d'abord les frais occasionnés
par le traitement des malades qui n'ont ni domicile de
secours communal, ni domicile de secours départemental,
et dont l'assistance médicale incombe à l'Etat, conformément
au § 2 de l'article 8.

Il faudra ensuite pourvoir aux frais d'administration que
nécessitera la loi du 15 juillet 1893. Ces frais résulteront
notamment de la nécessité d'exercer, au moyen de con-
trôleurs généraux ou bien au moyen des inspecteurs du
service des enfants assistés que vous chargerez de cette
nouvelle mission, un contrôle exact et une surveillance
efficace sur l'organisation et le fonctionnement du nouveau
service.

Ainsi que l'a nettement déclaré le rapport de M. Emile
Rey à la Chambre des députés, les dépenses occasionnées
par l'inspection départementale devraient être supportées,
en principe, par le département et figurer dans les dépenses ordinaires ; le département a, du reste, l'intérêt le
plus évident à les faire. En outre, je ne me refuserai pas à
examiner s'il serait possible de récompenser par des gra-
tifications prélevées sur les fonds de l'Etat ceux des fonctionnaires de l'inspection des enfants assistés qui auraient
fait preuve de zèle.

Vous m'adresserez des propositions pour les allocations
qu'il conviendrait d'accorder à ces fonctionnaires. Ces
propositions devront s'étendre aux sous-inspecteurs,
lorsque vous aurez cru pouvoir leur attribuer un rôle dans
la marche du service. Vous m'indiquerez en même temps
les mesures prises par le Conseil général pour la rémuné-

ration : 1° de l'inspecteur ; 2° du ou des sous-inspecteurs.

2° Subventions de l'Etat. — Les subventions de l'Etat aux départements sont déterminées par des principes, sinon identiques, du moins analogues aux règles admises pour fixer la subvention du département aux communes.

La subvention de l'Etat ne sera accordée qu'aux départements qui auront eu recours à des centimes additionnels spéciaux pour couvrir les dépenses départementales d'assistance ; elle sera plus ou moins élevée selon le degré de richesse présumée du département, et variera de 10 à 70 p. 100 du total des dépenses entrant en compte ; le degré de richesse des départements s'appréciera d'après la valeur du centime départemental par kilomètre carré. Le tableau B annexé à la loi fournit les indications nécessaires pour la mise en pratique, au regard des départements, du principe que le législateur a eu également en vue quand il a précisé les subventions revenant aux communes : aux collectivités les plus riches le concours financier le plus faible, et le concours le plus élevé aux collectivités les plus pauvres. Ainsi s'exercera, pour les soins aux malades privés de ressources, la solidarité sociale, les communes plus riches venant au secours des communes plus pauvres au moyen de la subvention départementale, les départements plus riches venant au secours des départements plus pauvres au moyen de la subvention de l'Etat.

TITRE VI.

Dispositions générales.

Art. 30.

Les communes, les départements, les bureaux de bienfaisance et les établissements hospitaliers possédant, en vertu d'actes de fondations, des biens dont le revenu a été affecté par le fondateur à l'assistance médicale des indigents à domicile sont tenus de contribuer aux dépenses du service de l'assistance médicale jusqu'à concurrence du dit revenu, sauf ce qui a été dit à l'article 25.

Fondations relatives à l'assistance médicale.

Le secours que réclament les malades pauvres est donné soit à domicile, soit à l'hôpital.

Les fondations instituées en leur faveur visent l'un ou l'autre de ces modes d'assistance.

Hospitalisation.

Pour l'hospitalisation, le respect des fondations ayant une affectation spéciale est garanti par l'article 25. Celles n'ayant pas d'affectation spéciale et faites aux établissements hospitaliers sont présumées avoir pour objet l'exécution des règles générales prescrites par la loi du 7 août 1851. Dans les cas, qui seront d'ailleurs très rares, où les ressources dépasseraient les besoins, le surplus, déduction faite d'une réserve modique, me paraîtrait devoir être appliqué aux dépenses d'hospitalisation résultant de l'exécution de la nouvelle loi. Il ne serait pas rationnel d'augmenter les charges pesant sur le département et les communes par des dépenses d'hospitalisation pouvant être couvertes au moyen de recettes annuelles destinées à l'hospitalisation.

Lorsque les fondations seront au nom des communes ou des pauvres, l'administration des biens et la désignation des bénéficiaires passeront au bureau d'assistance. Le § 4 de l'article 11, à la différence de l'article 30, ne distingue pas entre l'assistance à domicile et l'assistance hospitalière. Il confie au bureau d'assistance l'administration de toutes les fondations, dons et legs faits aux pauvres ou aux communes *en vue d'assurer l'assistance médicale.*

Assistance à domicile.

Pour l'assistance médicale à domicile, la question est plus complexe.

Lorsque les fondations ont précisé cette affectation, tout est simple ; mais la difficulté naît lorsque les fondations ont été faites en faveur de l'assistance à domicile en général, par conséquent en faveur de tous les modes d'assistance à domicile, y compris l'assistance médicale. C'est le cas de toutes les fondations faites sans conditions aux bureaux de bienfaisance. N'en appliquer aucune partie à l'assistance médicale serait restreindre et, par conséquent, méconnaître les intentions des donateurs. Or, ce serait n'en appliquer aucune part à l'assistance médicale que de laisser aux bureaux de bienfaisance, qui n'auront plus à secourir des malades à domicile, la disposition de la totalité des ressources qui leur ont été ainsi données.

Quelle sera la part de leurs ressources, qu'en exécution de l'article 30 et par respect de la volonté des donateurs, le bureau de bienfaisance devra affecter à l'assistance à domicile, et dont, en conséquence, il remettra l'emploi au bureau d'assistance? Vous l'examinerez, pour chaque cas, en vous entourant de tous les éléments d'information que vous pourrez réunir, et en vous efforçant de vous mettre d'accord avec la Commission administrative du bureau de bienfaisance. Le règlement du budget annuel sera une occasion toute naturelle de fixer cette part et d'établir cet accord. L'affectation ainsi faite sera constatée au budget des bureaux de bienfaisance sous ce titre : *Assistance médicale à domicile*. Avant d'approuver le budget, vous vous assurerez que le bureau de bienfaisance a fait à ce mode d'assistance une part équitable. A Paris, où l'assistance à domicile est pratiquée sous toutes ses formes par les bureaux de bienfaisance, les dépenses afférentes aux malades et aux accouchées représentent un cinquième du total des dépenses (fascicules du Conseil supérieur de l'assistance publique, n° 40, pp. 37 et 38). Cette proportion du cinquième n'est pas élevée. M. Fleury-Ravarin, dans le rapport qu'il a soumis au Conseil supérieur sur la réorganisation des secours à domicile dans la ville de Paris, ne la trouvait pas même suffisante. « Bien faible, disait-il, est la portion de leurs ressources que les bureaux de bienfaisance consacrent au service des malades; ce dernier est le plus souvent sacrifié au service des indigents et des nécessiteux (fascicule 40, p. 105). » Néanmoins, la pratique des bureaux de bienfaisance de Paris pourra dans la plupart des cas vous servir d'exemple. Les bureaux de bienfaisance trouveront sans doute que c'est faire aux indigents valides la part assez large que de leur laisser les quatre cinquièmes des ressources, et les administrateurs se montreront d'autant plus disposés à abandonner au bureau d'assistance l'emploi du cinquième de ces ressources qu'ils sont appelés par la loi à régler eux-mêmes cet emploi, en qualité d'administrateurs du nouveau bureau d'assistance.

Il y a en France un certain nombre de communes pauvres qui ont des bureaux de bienfaisance richement dotés. Il paraît inadmissible, dans de telles conditions, de faire peser de nouvelles charges sur les contribuables, et ce qui vient d'être dit pour l'hospitalisation n'est pas moins vrai pour l'assistance à domicile.

Art. 31.

Tous les recouvrements relatifs au service de l'assistance médicale s'effectuent comme en matière de contributions directes.

Toutes les recettes du bureau d'assistance pour lesquelles les lois et règlements n'ont pas prévu un mode spécial de recouvrement s'effectuent sur les états dressés par le président.

Ces états sont exécutoires après qu'ils ont été visés par le préfet ou le sous-préfet.

Les oppositions, lorsque la matière est de la compétence des tribunaux ordinaires, sont jugées comme

128

affaires sommaires, et le bureau peut y défendre sans autorisation du conseil de préfecture.

Recouvrements.

Cet article étend au département, lorsqu'il s'agira de recouvrements relatifs au service, ainsi qu'au bureau d'assistance, les règles consacrées, pour les communes, par l'article 154 de la loi du 5 avril 1884, et pour les hospices, par l'article 13 de la loi du 7 août 1851.

ART. 32.

Les certificats, significations, jugements, contrats quittances et autres actes faits en vertu de la présente loi et exclusivement relatifs au service de l'assistance médicale, sont dispensés du timbre et enregistrés gratis lorsqu'il y a lieu à la formalité de l'enregistrement, sans préjudice du bénéfice de la loi du 22 janvier 1851 sur l'assistance judiciaire.

Enregistrement et timbre. — Assistance judiciaire.

La dispense des droits de timbre et d'enregistrement, disposition toute de faveur, se justifie par le caractère d'intérêt général de la présente loi ; elle est strictement limitée aux actes faits en vue du service de l'assistance médicale.

De plus, une addition faite au texte primitif par le Parlement, prescrit que le bénéfice de la loi du 22 janvier 1851 sur l'assistance judiciaire pourra être invoqué dans les litiges que l'exécution de la loi viendrait à faire naître.

Art. 33.

Toutes les contestations relatives à l'exécution, soit de la délibération du Conseil général prise en vertu de l'article 4, soit du décret rendu en vertu de l'article 5, ainsi que les réclamations des Commissions administratives relatives à l'exécution de l'arrêté préfectoral prévu à l'article 24, sont portées devant le conseil de préfecture du département du requérant, et, en cas d'appel, devant le conseil d'État.

Les pourvois devant le conseil d'État dans les cas prévus au paragraphe précédent sont dispensés de l'intervention de l'avocat.

Contentieux. — Compétence administrative.

Les contestations indiquées dans cet article présentent un caractère administratif. Il importe d'ailleurs qu'elles soient jugées le plus rapidement et avec le moins de frais possible. A ce double point de vue, la juridiction administrative était indiquée pour les trancher.

La dispense du ministère de l'avocat pour les pourvois devant le conseil d'État est motivée par les mêmes raisons que l'exemption des droits de timbre et d'enregistrement.

Les contestations visées par l'article 33 se réfèrent, soit à l'exécution de la délibération du Conseil général ou du décret qui réglemente l'organisation de l'assistance médicale, soit à l'exécution de l'arrêté préfectoral qui détermine les conditions et le prix de traitement des malades hospitalisés. Les unes et les autres porteront presque toujours sur des sommes modiques, et c'eût été fermer en fait aux réclamants l'accès du conseil d'Etat, que d'exiger l'intervention coûteuse d'officiers ministériels pour introduire leur requête.

ART. 34.

Les médecins du service de l'assistance médicale gratuite ne pourront être considérés comme inéligibles au Conseil général ou au Conseil d'arrondissement, à raison de leur rétribution sur le budget départemental.

Médecins de l'assistance médicale. — Éligibilité au Conseil général et au Conseil d'arrondissement.

Cette disposition est motivée par des raisons analogues à celles qui ont inspiré le dernier alinéa de l'article 33 de la loi municipale du 5 avril 1884 : « Peuvent être élus conseillers municipaux les agents salariés de la commune, qui, étant fonctionnaires publics ou exerçant une profession indépendante, ne reçoivent une indemnité de la commune qu'à raison des services qu'ils lui rendent dans l'exercice de cette profession. »

Un arrêt du conseil d'État, du 8 février 1884, a décidé que le médecin cantonal, jouissant d'un traitement inscrit au budget départemental et qui n'a pas renoncé à cette rétribution, se trouvait dans l'un des cas d'incompatibilité prévu par l'article 10 de la loi du 10 août 1871.

Le législateur a voulu éviter que le nouveau service se trouvât privé du concours précieux de praticiens qui eussent peut-être hésité à renoncer à leur mandat électif.

Art. 35.

Les communes ou syndicats de communes qui justifient remplir d'une manière complète leur devoir d'assistance envers leurs malades peuvent être autorisés, par une décision spéciale du Ministre de l'Intérieur, rendue après avis du Conseil supérieur de l'assistance publique, à avoir une organisation spéciale.

Communes ayant une organisation spéciale de l'assistance médicale.

Il était inutile d'étendre obligatoirement les prescriptions de la loi aux villes déjà pourvues d'un système complet d'assistance publique et dont les bureaux de bienfaisance ou les établissements hospitaliers, aidés par des institutions libres, suffisent aux exigences de l'assistance médicale.

Dans l'avenir, la même faculté pourra être étendue aux communes ou syndicats de communes qui feront les sacrifices nécessaires pour assurer le service dans de bonnes conditions.

Le cas échéant, vous me saisiriez de vos propositions après avoir pris l'avis du Conseil général.

Il fallait laisser cette faculté aux communes. Mais celles qui y auront recours seront vraisemblablement en très petit nombre, pour la raison que celles-là, se plaçant d'elles-mêmes en dehors de la loi nouvelle et par conséquent de l'application de l'article 28, n'auraient plus qualité pour réclamer le bénéfice des subventions que cette loi impose au département et à l'État.

Aucun doute n'est possible à cet égard lorsqu'on se

reporte aux déclarations que le commissaire du gouvernement a été amené à faire devant le Sénat et à la suite
desquelles une proposition d'amendement n'a pas été
maintenue : « Il semble, disait-il à la séance du 16 mars,
qu'il y aurait quelque excès à réclamer d'une part une
liberté plus grande que celle accordée par la loi, et à
prétendre d'autre part au bénéfice des subventions que la
loi prévoit, en un mot à échapper à la loi sur tous les
points, à en ignorer tous les articles, sauf un, celui qui
doit ouvrir la caisse de l'État. »

Art. 36.

*Sont abrogées les dispositions du décret-loi du
24 vendémiaire an II, en ce qu'elles ont de contraire
à la présente loi.*

Abrogation du décret-loi du 24 vendémiaire an II.

Vous remarquerez que l'abrogation du décret-loi du
24 vendémiaire an II n'est prononcée qu'en tant que ses
dispositions sont contraires à la loi du 15 juillet 1893.

Telles sont, Monsieur le préfet, les observations générales que m'ont paru comporter les articles de la loi du
15 juillet 1893. Cette loi est inspirée par l'esprit de décen-
tralisation et de progrès. En faisant de l'assistance un
service public, et en confiant aux pouvoirs locaux le soin
d'assurer le succès de la réforme par une organisation
librement choisie, elle impose une grande et noble tâche
aux conseils généraux et à l'administration préfectorale.
Je compte sur les assemblées départementales et sur vous
pour lui faire produire ses conséquences bienfaisantes.

Si des difficultés venaient à se produire en dehors des solutions tracées ci-dessus, je vous adresserais, sur votre demande, les explications ou éclaircissements nécessaires.

Je vous envoie la présente circulaire en nombre suffisant pour que vous puissiez en remettre un exemplaire à chacun de MM. les sous-préfets et en conserver trois pour le service de votre préfecture. Elle sera portée par vos soins à la connaissance des municipalités. Je vous prie de m'en accuser réception.

Recevez, Monsieur le préfet, l'assurance de ma considération la plus distinguée.

Pour le ministre de l'intérieur :

Le conseiller d'État, directeur de l'assistance et de l'hygiène publiques.

Henri MONOD.

RÈGLEMENT

POUR L'APPLICATION DE LA LOI SUR L'ASSISTANCE
MÉDICALE GRATUITE.

TITRE I.

Dispositions générales.

ARTICLE PREMIER

Les dispositions de la loi du 15 juillet 1893, sur l'assistance médicale gratuite, recevront leur exécution dans le département de la Seine-Inférieure à partir du 1er janvier 1895 (1).

ART. 2.

Tout français malade, privé de ressources, reçoit l'assistance médicale gratuite.

ART. 3.

Le service de l'assistance a pour but de faire donner gratuitement aux malades les secours de la médecine, de la pharmacie et de l'art des accouchements.

(1) Voir le texte de cette loi au *Recueil des Actes administratifs* de 1893, n° 24, p. 272 et suiv.

Il s'étend à toutes les communes du département dans les conditions spécifiées ci-après.

Art. 4.

Sont assimilés à des malades les blessés et en général tous ceux qui pourraient être admis dans un hôpital, à l'exception des vieillards et des incurables.

Art. 5.

L'assistance médicale gratuite sera donnée autant que possible à domicile. Le mot domicile ne s'entend pas seulement du domicile privé du malade. Si sa demeure ne se prête pas au traitement et si un parent, un ami, un voision consent à le recueillir et à le soigner, ce concours devra être accepté.

Art. 6.

Dans le cas où il y aurait impossibilité absolue de soigner un malade à son domicile et, en général, dans les cas de maladies spéciales ou d'affections entraînant une opération chirurgicale ne pouvant être traitée que dans les hôpitaux, le malade sera transporté dans un établissement hospitalier.

Art. 7.

Tous les médecins, officiers de santé, sages-femmes du département seront invités à faire connaître s'ils adhèrent aux dispositions du présent règlement pour l'exercice de la médecine gratuite.

Tout malade a le droit de faire appel au médecin ou à la sage-femme de son choix parmi ceux qui auront adhéré au règlement, à condition toutefois que le médecin et la sage-femme appelés acceptent d'être rémunérés d'après le tarif applicable au médecin ou à la sage-femme les plus rapprochés du domicile du malade.

ART. 8.

Les pharmaciens ayant adhéré au règlement départemental sont chargés de la délivrance des médicaments prescrits par les médecins ou sages-femmes du service.

TITRE II.

Service médical et secours à domicile.

ART. 9.

Le Président du bureau d'assistance ou son délégué délivre, à toute personne inscrite sur la liste d'assistance et à toute personne dont l'admission a été prononcée d'urgence :

1° Un carnet à souche contenant des billets de visite ;

2° Une feuille mensuelle de maladie. Cette feuille ne sera valable que pour huit jours, sauf prorogation par le président du bureau d'assistance.

ART. 10.

Le malade qui ne peut se rendre ni au domicile du médecin, ni au dispensaire là où il en existe, fait appeler le médecin en lui faisant présenter son carnet. La visite est constatée par la remise d'un billet de visite. En cas de maladie grave, le médecin ordinaire pourra appeler un confrère en consultation.

Art. 11.

Dans les cas où l'admission à l'assistance médicale gratuite est prononcée d'urgence, le médecin peut être appelé auprès du malade soit directement par le président du bureau d'assistance ou son délégué, soit par le malade ou sa famille, sur la présentation d'une note faisant foi de l'admission. Le billet de visite doit être remis et la feuille de maladie présentée au médecin dans les trois jours.

Art. 12.

Le médecin mentionne sa visite sur la feuille de maladie prévue à l'art. 9. A la fin de la maladie, cette feuille est remise au président du bureau d'assistance.

Art. 13.

Il ne peut être délivré, à la charge du service d'assistance, d'autres médicaments ou appareils que ceux inscrits au tarif réglementaire.

TITRE III.

Secours hospitaliers.

Art. 14.

Pour les secours hospitaliers, les communes du département de la Seine-Inférieure sont rattachées aux hospices et hôpitaux, conformément au tableau annexé au présent règlement.

Les communes qui ne possèdent point d'hôpital de plein exercice peuvent être rattachées à la fois d'une manière générale, à l'un des hôpitaux ou hospices-infirmeries les plus voisins et, pour les affections graves ou d'une nature spéciale, et pour les opérations chirurgicales, à l'un des hôpitaux de plein exercice.

Le tableau sera arrêté par le Préfet après avis de la Commission départementale.

Il pourra être modifié par le Préfet sur l'avis conforme de la Commission départementale.

Art. 15.

Lorsqu'un malade, qui ne se trouve pas dans le cas prévu par l'art. 1er de la loi du 7 août 1851, ne peut être utilement soigné à domicile et doit être placé dans un établissement hospitalier, l'admission de ce malade n'est autorisée que sur la production :

1° Du carnet de visite constatant que le malade est inscrit sur la liste d'assistance, ou de la note du Président du bureau d'assistance attestant qu'il a été l'objet d'une décision d'admission d'urgence ;

2° D'un certificat du médecin de l'assistance médicale indiquant la nature de la maladie et les raisons pour lesquelles il y a impossibilité de soigner utilement le malade à domicile.

Art. 16.

Le certificat du médecin mentionne l'hôpital sur lequel le malade doit être dirigé. Le transport aura lieu aux frais du service, par les soins du bureau d'assistance qui devra s'assurer préalablement que l'hôpital désigné par le médecin est en état de recevoir le malade.

TITRE IV.

Appareils orthopédiques et prothétiques.

ART. 17.

Les appareils autres que ceux portés au tarif ci-après mentionné sont fournis en vertu d'une décision de la Commission administrative du bureau d'assistance, prise sur le vu du certificat du médecin.

TITRE V.

Tarifs.

ART. 18.

Le prix des visites médicales est fixé ainsi qu'il suit :

Consultation au domicile du médecin..... 1 fr. »

Visite au domicile du malade dans la commune de la résidence du médecin........... 1   50

Visite au domicile du malade hors de la commune de la résidence du médecin, de jour. 2   »
et 0 fr. 15 par kilomètre (aller sans retour).

de nuit.................................. 4   »
et 0 fr. 20 par kilomètre (aller sans retour).

Accouchements........................ 15   »
plus le tarif kilométrique ci-dessus.

La visite de nuit s'entend de toute visite faite après 10 heures du soir et avant 6 heures du matin.

Art. 19.

Le tarif des opérations pratiquées à domicile est fixé tous les trois ans par arrêté préfectoral après avis de l'association des médecins de la Seine-Inférieure et délibération de la Commission départementale.

Dans le cas de maladie grave, prévu par le dernier paragraphe de l'article 11, le prix de rémunération du médecin consultant comportera visite double, plus une indemnité de déplacement de 0 fr. 30 par kilomètre (aller sans retour) jusqu'à concurrence de 15 kilomètres.

Pour les opérations qui ne seraient pas portées au tarif, le prix sera fixé par la Commission de vérification.

Art. 20.

Le tarif des médicaments est fixé par arrêté préfectoral après avis de la Commission départementale. Ce tarif se rapprochera autant que possible de celui des Sociétés de secours mutuels et de la Compagnie des chemins de fer de l'Ouest. Une commission spéciale sera nommée par le Préfet pour la préparation de ce tarif qui sera revisable tous les trois ans.

TITRE VI.

Comptabilité.

Art. 21.

Tous les ans, avant le 1er février, les présidents des bureaux d'assistance transmettent à la préfecture les feuilles de maladies prévues aux art. 9 et 12 et les talons des carnets à souches mentionnés à l'art. 9 pour servir à la vérification des mémoires produits par les médecins, pharmaciens et sages-femmes.

Art. 22.

Tous les ans, avant le 1er février, sous peine de déchéance de leurs droits, les médecins et sages-femmes, doivent transmettre à la préfecture les billets de visite, et les pharmaciens les ordonnances se rapportant à l'année écoulée.

Ces pièces sont accompagnées d'un bordereau récapitulatif établi conformément au tarif adopté.

Les médecins qui délivrent des médicaments produisent deux mémoires : sur l'un, ils portent exclusivement leurs visites et opérations ; sur l'autre, les médicaments qu'ils ont fournis.

Art. 23.

Dans le délai prévu à l'art. 22, les commissions administratives des hôpitaux font parvenir un état nominatif des malades traités dans ces établissements, conformément à la loi du 15 juillet 1893.

Cet état, de même que les mémoires des médecins, sages-femmes, pharmaciens et fournisseurs, est dispensé du timbre.

Art. 24.

Une commission de vérification, composée de 5 Conseillers généraux (1 par arrondissement), désignés par le Conseil général; de 5 médecins (1 par arrondissement), et de 5 pharmaciens (1 par arrondissement), désignés par le Préfet, est chargée de vérifier les mémoires produits par les médecins, les pharmaciens et sages-femmes, et les fournitures d'appareils. Cette Commission est présidée par le Préfet ou son délégué. Le Président a voix prépondérante en cas de partage.

Les membres de cette Commission sont nommés pour 3 ans.

Art. 25.

Toutes les dépenses relatives aux visites, aux soins donnés dans les dispensaires, aux opérations, à la fourniture des remèdes et appareils, aux remboursements à faire aux établissements hospitaliers, sont mandatés par le Préfet.

www.ingramcontent.com/pod-product-compliance
Lightning Source LLC
LaVergne TN
LVHW012004180726
843502LV00005B/1538